「元気」をこの手に取り戻すまで

心療内科で学んだこと

石井苗子

ダイヤモンド社

まえがき　「元気になれるなら、死んでもいい」

かつて私は、「元気になれるなら、死んでもいい」と思っていました。
これは矛盾だらけの言葉です。死んで元気になる人はいませんから、元気になりたいなら、生きてなくちゃなりません。

「生き生きしていたあのころに戻れるなら、次の日に死んでもいい」
きっとこんな気持ちだったのだろうと思います。それほど自分がイヤでたまらなかったのでしょう。でも、奇跡は起こらず、失った過去は戻ってきてはくれません。ただボンヤリと待つだけでは、元気は戻ってきてくれませんでした。

八年以上かかって、やっと今、元気を取り戻しつつあります。

「元気になれるなら、死んでもいい」

これは、つい愚痴のように誰かに言った言葉です。すると、笑われました。「それってさ、もう一度あの人に会えたら死んでもいいみたいな？　何言ってんの、そんな元気なくせして」と。そういうときは、みんなと笑っているのです。でも、独りになると、また気持ちがめいり、死にたくなる。人に打ち明けても、元気は戻ってこないと知りました。

ある日、「もしかしたら、私の中には、生きようとするプラスのエネルギーがまだ残っている。なのに、死んでしまえと思わせるマイナスのエネルギーが、それを食いつぶそうとしているのではないか」と感じたことがありました。家でお茶を飲んでいたときの勝手な想像です。科学的な根拠はありません。

死んでしまえと思わせる感情が、大きなマイナスのエネルギーを持っていることに気がついた。これが、人生の転換のキッカケになりました。

当時、何もかも失ってしまったと感じていた私の、心の底から湧き出てくる感情は、「怒り」がいちばん大きかったと思います。次に「嘆き」「悲しみ」「後悔」と続き、最後に「もう生きていたくない。死んでしまえ」と導かれていくのです。人に悟られたくないので、感情を押さえ込もうと努力する。すると、「怒り」や「嘆き」はさらに強く膨らんでいき、時には、人前でかぶっている仮面の顔すら、吹き飛ばしそうなほどの勢いになっていきます。

押さえ込んでも押さえ込んでも、噴き出してこようとする強いマイナスのエネルギーを、味方につける方法はないものかと思いました。このエネルギーを生きる方向に向けさえすれば、私はまた立ち上がることができる。マイナスのエネルギーを生の方向に逆噴射できないか。死ぬのではなくて、生まれ変わることにこのエネルギーを使えないか。そう思いました。

この八年間を振り返ると、自分の中にあったマイナスのエネルギーが、いかに恐ろしいほど大きかったかを実感できます。マイナスのエネルギーを味方につけたことだけで、新しい自分を手に入れることができたと学びました。

怒りは、再び立ち上がるためのエネルギーであることも知りました。今から思えば、「元気になれるなら、死んでもいい」と愚痴をこぼした、あの瞬間の強い感情こそが、私にとっては、命綱だったのです。

どうやって、マイナスのエネルギーを生きる方向に逆噴射したか、記録を残しておきたくなりました。心に怒りを抱えている方、ネガティィヴな感情に振り回されている方が、再び元気になるための一助となれば幸いです。

「元気」をこの手に取り戻すまで　心療内科で学んだこと

目次

第3章　人は庇護の下で救われる

第4章 死ぬことを考えた日々

第5章 すべての扉をたたけ

第6章 ヘルスコミュニケーターへの道

第1章　カウンセラー修業の日々

人々の涙に向き合う日々

「静けさや、岩にしみいる人の声」

「静けさや、岩にしみいる」のは「セミの声」です。「人の声」とは、私が心療内科の医師から言われた言葉なのです。

「しみいる人の声」の先は、どうやら私の顔らしいのです。私の顔は、岩のように大きくて安心できる顔だと。いや、ただ恐ろしい顔をしているだけなのかもしれないのですが、私が黙っていると、診察室で泣いていらっしゃる方が、だんだんとおさまっていかれることから、私の顔に人の声がしみいっているようだと、言われました。

私は二〇〇五年から、保健師・看護師として都内の心療内科に派遣され、研修をさせていただくことになりました。

一九九九年に、私は聖路加看護大学に入学し、看護師、保健師の資格を取得しました。

卒業後は東京大学の大学院に進学してヘルスケアカウンセラーの資格を取り、その後一人前のカウンセラーになるには臨床の現場で研修をすることが必須だったので、博士課程を修了する前に、心療内科で研修するための面接試験を受けることになったのです。聖路加看護大学で実習訓練をやったことがあり、現場が持つ厳しさには独特なものがあることを学んでいました。

心療内科での面接試験は、いきなり「剣道三段なのですか?」と尋ねられるところから始まりました。履歴書にそう書いてあったからです。

「はい、警察署で現在も稽古を受けております」

「それはいい。ここは体力がもっとも必要とされます。あと体育会系の精神もね」

確かに剣道は三段なのですが、私には体育会系の精神というものがまったくありません。断ってしまおうかと、オロオロしていると、臨床心理師の先生から厳しい質問が投げかけられました。

「今から、博士論文と現場の二足のわらじを履くのは大変ですよ」
「はい、縄跳びの横入りをするつもりはありません」

これでは、何を言いたいのかさっぱりわからない。しくじったと思いました。本当は、「現場の皆さんは、息を合わせて一列の長縄跳びを跳んでいらっしゃるようなものだと私は思っています。そこへ、いきなり横から入っていって乱そうなどとは思ってませんので、列のいちばん最後からそっと入りますから、入れていただければそれで満足です」――こう言いたかったのですが、意味不明の生意気な返答にしか聞こえなかったでしょう。案の定、しばらく沈黙がありました。

ドキドキしていると、心療内科医の先生が、静かにこうおっしゃいました。

「ちょうど、おひとりお辞めになったところですから、おいでください。少なくとも二年はおやりください。それから」

そう言うと、またしばらく黙られ、

「ひとつ、お願いがあります」
そのあとに、おっしゃった言葉は、天の声でした。
私の生涯で、いちばん必要だったことかもしれません。

「診察中は、しゃべらないでください」

私はそれまで、しゃべってギャラがいくらの世界で生きてきました。芸能界で働く以前は、通訳で生計を立ててきた人間でした。「ここではしゃべるな」と言われて、いったい何時間なら黙っていられるだろうかと、いつまでもつかと、不安でいっぱいでした。

こんなわけで、研修の初日から今に至るまで、私は、石井の石のように黙って、人々の涙と向きあう日々です。来る日も来る日も、黙っているのです。

「いいですよ、石井さん、こうーなんていいますかね、岩にしみいる人の声のようで」

先生からこう言っていただけたのは、研修を始めて半年あまり過ぎたころだったでしょうか。

本来なら、何か言ってさしあげるのがカウンセラーの仕事だと思って研修に来た私は、ひたすら黙って、人々の声を、岩のようなこの顔にしみいらせている毎日なのです。

「私のような人間は、生きていても、仕方ないのでしょうかしらね」

先生が急な電話などで席を立ったときなどに、こんなことを尋ねられる方もいらっしゃいます。なのに私は、黙って、静かに柔和な顔をしているだけなのです。鏡もないのに、自分の柔和な顔を勝手に想像しているのですが、そうしながら、もしかしたら私は、黙っているほうがよっぽど価値のあった顔だったのかもしれないと思いはじめました。

私の顔は、岩のような顔というより、ツンツンした顔をしていると、言われつづけてきました。なのに、黙っていると人を安心させる顔なのだそうです。もしかしたら、嘘がない表情をしているのかもしれません。そう思うようになりました。しゃべらない私を見て、何を言っても仕方ないやと、あきらめてしまわれるのかどうかはしりませんが、診察室でひとしきり涙して、そのまま帰られる方もいらっしゃいます。
私はしゃべらないほうが、人に好かれるのかもしれない。
これは、心療内科で得た、自分の新大陸でした。

こうして今も心療内科で研修をさせていただいております。二年たって、このごろやっとですが、カウンセリングの問診もできるようになり、少しだけ、話をしてもよくなりました。

心療内科には、心理学専攻の研修生が多くいらっしゃって、その方々に専門的な勉強をするキッカケをお聞きすると、ご自身の人生の挫折にあったという方が多いのです。現在、私の指導教官になっていただいている心療内科の先生は、このようにおっしゃっていました。

「キッカケはなんでもいいかもしれません。人生の挫折でも、あるいは自分が心の病を持った経験があったとか、友達にそういう人がいたということでも。しかし、治療にかかわるなら、学問の習得と現場でのトレーニングが必要です。どんな人でも、過去に自分を克服してきた経験があるならなおさらのこと、専門的なトレーニングを積むことによって、優秀なカウンセラーになることもできるでしょう」

過去の私は、八年もの間、自分の苦痛を癒すために、ひたすら医学という学問に救いを求めました。結果として、心療内科で研修することになったのかもしれません。カウンセラーとしての私のトレーニングは、始まったばかりです。

これまで黙りつづけて働いてきた心療内科で、少しずつ見えてきたことを、書いてみようと思います。

心療内科ってどんな場所？

心療内科に、どんなイメージをお持ちでしょうか。

「なんとなく気分がめいってしまい、自分で鬱《うつ》っぽいと感じたときに行く場所」

「精神科とまったく同じだけれど、言い方が違うだけ？」

これは、私の周りで、一度も心療内科にかかったことがない方々にお聞きしたときの感想です。このお答えからも、心療内科が気楽に行ける場所だと感じていらっしゃる方は、世間ではまだまだ少ないのではないかと感じています。私は、それを残念に思います。風邪の引き始めに、医師の診察を受けることを躊躇する人はいませんが、ストレスから身体の不調を感じていても、それこそストレスの「引き始め」に、なかなか心療内科に足が向かない。とても残念に感じています。

多くの人が、ストレスについて、何もおおげさに病院なんかに行かなくても、自然に治ると思っていらっしゃる。ただ我慢しているだけでは治らないと、皆さんそこはわかっていらっしゃるのですが、なんとなく診察を遠ざけてしまう。その背景には、社会の偏見も関係があると思います。たとえば、精神科や心療内科（注1）に通院する人を特別な目で見たりといったような、社会のまなざしの影響があることは否定できません。現在も治療のために精神科や心療内科に通うことに対して、周囲の目を気になさる方もいらっしゃいます。それゆえに、精神的な苦痛に対する治療をついつい無視してしまうこともあります。

社会のまなざしの偏見をなくすことは、簡単ではないようです。

精神科あるいは心療内科という名称が持つイメージが社会的差別につながることを恐れて、これまで多くの方が治療を遠ざけていたことも事実です。その結果が、近年の自殺者の増大につながったと言っても、過言ではありません。

——注1 精神科と心療内科の違いは、精神科が精神面から医療を行うというアプローチであるのに対し、心療内科は内科の立場で心身両面から医療を行うというアプローチである、という点にあります。疾患によっては、同じ薬を処方することもあれば、精神面（心の面）からの医療という点で治療方法が同じ場合もあります。

心療内科が、いわゆる「看板」を病院に出すことが許されたのは、ほんの一〇年前のことです。今のところ、医学部に心療内科という学部はありません。講座も多くありませんし、卒業しても稼ぎの少ないところのように思われているのか、人気がないといわれています。なかなか前人の努力を引き継いでくれる若者がいないことも現実です。心療内科の特定疾患についても、欧米では専門的に教えているのに対して、日本は教科書的にも遅れていることも事実です。

人間の健康を考えるとき、身体と心を、切り離して治療してはならない。

これが心療内科の基本的な位置づけです。かつて、西洋医学の世界では、人が感情から病気を起こすという考え方は存在しませんでした。信じられないような話ですが、そうだったのです。今は、心身一体というとらえ方が、西洋の医学界でも定着しつつありますが、それでもまだ、偏った考え方をする医師も少なくありません。それぞれの専門分野の医師が、心療内科的知識を会得すれば、わざわざ心療内科を独立した科として設けなくてもよいのではないかという意見も、残っているようです。

全人的医療を専門的に行い、それを一般に広める使命感を持ち、独立した科であり続けることを自負している心療内科の人々の努力が、将来、日本の社会で大きく発展して、ストレスの治療を専門とする集団でありつづけることを、私は望んでいます。

そして、精神科や心療内科で治療を受けることに、人々が積極性を持てる社会になってほしいと願います。ストレス治療への理解が深まり、精神科や心療内科での治療が、より健常化することを強く望んでいます。何にもまして、そうした医療機関が、治療を望む人々にとってわかりやすく、行きやすい場所であることが、先決だと思うからです。

心療内科で、どんな治療をしてもらえるの？

大変不謹慎な言葉遣いですが、かつて、医療関係者たちの間で「手術は成功、患者はその後死亡」という会話がありました。手術は問題なく行われ、身体の障害は取り除いた。しかし、退院後の体調が思わしくなく、やる気、元気といったような精神面がすぐれず、原因がわからないまま、残念ながら患者はお亡くなりになった、しかし、手術そのものは大成功だったといった状況を示唆する言葉だったのです。

もちろん、すべての手術がこうだったとは言っていませんが、もし手術がそれだけのために存在するようであったなら、人間にとって何の役に立っているのか。心療内科が生まれた背景には、上記のような人間的に悲惨な状況を重要視し、医療をよりよいものに改善していくため、術後のメンタルヘルスをしっかりとケアしようという動きもありました。

ストレスという観点で見れば、手術後に体調がすぐれない人も、日常生活を送りながら体調がすぐれない人も同じです。どちらも環境の変化が作り出したストレスをうまくコントロールする必要があるのです。誰もが過度なストレスに取り巻かれて暮らしている以上、自分なりにストレスをうまくコントロールするコツを身につけなければいけません。

メンタルクリニックと心療内科は、どこが違うのかと、時々尋ねられることがあります。つまり、どちらで治療を受けるのか迷うという意味なのでしょう。私が研修をさせていただいている心療内科には、多くの不定愁訴（身体がだるい、頭が重い、腰が痛いといった具合の悪さがあるのに検査をしても悪いところが見つからないという訴え）を訴えて来院される方がいらっしゃいます。メンタル的アドバイスはメンタルクリニックと重複するところが多いと思いますが、心療内科は、内科的な治療を中心に、メンタル面のトラブルを扱っていくところが、違うのではないでしょうか。

たとえば、胃腸の専門内科で、腹痛や下痢の原因が精密検査を受けても判明しなかったが、心療内科でカウンセリングを受け、メンタルケアを、内科的治療と薬の処方と並行して行った結果、完治したという例があります。このように、心療内科は、内科的な治療を、メンタルケアと並行して同時にできる場所であることは事実です。

これまでの経験で、診察を受けられる方々の中で、特徴的だと私が感じた症状が、三つあります。

●まずは、原因不明の発熱や身体のだるさ、眩暈、立ちくらみ、といった症状が何週間もとれない。

●次に、とくに病気をしたわけではないのに、体調がすぐれず、以前の自分ではなくなってしまったと憂鬱を感じる症状。

●そして三番目は、体調がすぐれず、身体のあちこちが痛いなど具体的な不調がある。

これらの場合、他の病院でＭＲＩやＣＴスキャンなど各種検査を受けても問題なしとされてしまいながら、少しも体調が戻らないと訴える方が多く、中には、慢性疲労症候群（注2）や、線維筋痛症（注3）にかかっている危険性をお持ちの方もいらっしゃいます。そして、うつ病の前段階とされる、うつ症候である可能性もあります。

――注2「慢性疲労症候群」は、日常生活に支障をきたすほどの病的な疲労倦怠感が続く状態ですが、医学的には、三八度以上の熱が、二週間以上下がらない。身体的な苦痛をともなっただるさが、六か月以上続くとされていて、通常の疲労困憊とは区別されています。慢性疲労症候群は、小児から成人まで幅広い層で発症していて、多くの場合、胃がむかつく、下痢や頭痛が止まらない、もしくは、便秘と下痢の反復などの症状も合併しているなどが特徴です。しかし、血液検査では何の異常も見られないこともあります。

――注3「線維筋痛症」は女性に多く、肩や腕、背中、腰、腿などの一八か所のポイントのうち、一一ポイント以上に、指で押すと飛び上がるほどの痛みがあります。そして、押したあとにその痛みがしばらく継続することが特徴です。重篤になりますと、風が吹いても痛みを感じるようになり、動かなくても痛くて、その結果、動くことができないという悪循環をもたらします。気候やストレスの度合いによって痛み具合や、痛む箇所が変化することがありますが、気候と関係なく慢性化する場合もあります。

これらの病気と治療法を、正しく認知してもらうために、日本の心療内科のリーダー的存在で働いていらっしゃるのが、私の面接試験をなさった先生です。穏やかな口調で話され、一見、中国の要人風の温和そうな顔立ち、ふっくらした身体つきと、短身のかわいらしさから、この本ではショウロンポー先生と表記させていただきます。なんとなく私は、先生を見ているとショウロンポーを連想させられるのですが、飲茶が好きだからかもしれません。このニックネームで書かせていただくことは、もちろん、先生のご了解をいただいたうえでです。

ショウロンポー先生の治療を求めて、他県の病院の内科からの紹介状を手に、診察を受けに来る方も多くいらっしゃいます。先生は、大学の医学部で授業をお持ちになりながら、呼吸器内科の医師で、リューマチの専門家です。長年、心療内科で治療の普及に努めていらっしゃいました。「慢性疲労症候群・線維筋痛症」の他にも、癌細胞の摘出手術や臓器移植手術などの大きな手術のあとに、心理的な回復の経過が思わしくない場合の治療や、病室で食事にも何事にも気力が湧かない、ぐっすりと眠れないという方の回診もなさいます。

さらには、退院したのに、思うように社会復帰できない方のために、ご家族を含めて周囲の人たちに理解してもらうための指導も担当されます。また、周囲からは十分な理解を示してもらっているのに、本人が元気になれないことを不甲斐なく思い悩み、自己嫌悪の悪循環に陥ってしまう方の治療にも、尽力されています。

「えらいことになっちまった」――私の初日

話題を戻して、私が初めて心療内科に見習いとして研修に出かけるまでの、いきさつを話させてください。

私は、四〇歳のとき、突然といってよいほど急に受験勉強を始め、聖路加看護大学に学士入学し、看護師と保健師の資格を取りました。そのあと、東京大学大学院で修士を修了してからヘルスケアカウンセラーの資格を取得したので、研修目的で心療内科に通うようになったのは、博士課程を修了する二年前の二〇〇五年四月からです。

初日は朝八時半に来てほしいと言われていたのに、緊張のあまり、七時四五分には病院に着いてしまいました。まだ部屋は真っ暗で、誰もいませんでした。ドアに鍵がかかっていて、廊下でずっと立って待っていたのを覚えています。

ヘルスケアカウンセラーとは、個人の健康にかかわる心身の問題について、その気づきや行動変容、自己成長といった部分を支援するカウンセラーだと習いました。

ショウロンポー先生の診察は、臨床心理師の先生方と一緒に、毎日九時から始まります。初日は、昼食もとらずに働きつづけ、ようやく終わったのが午後五時半でした。一日で五二人という患者さんの多さに驚かされ、疲労のあまり、どうやって家まで帰ったのか、とにかく病院から出ているバスに乗りましたが、緊張と初体験の連続のせいで、キーンという耳鳴りがしばらくとれなかったことを覚えています。大きな音を耳元で突然聞かされ、しばらく難聴っぽくなるような感覚でした。

実は、研修なのだから、診察の合間に、カウンセリングのお手伝いをさせられるぐらいだろうと思っていたのです。とんだ思い違いでした。考えが甘すぎたということです。

実際には、朝からジョウロンポー先生と向き合い、右も左もわからないうちから、先生が口にする薬の処方に応じて、目の前にあるパソコンに、それも診察を受けていらっしゃる方の目の前で、薬の名前と数量を入力し発注する仕事を任されたのです。そのパソコンの起動のさせ方さえ満足にわからない状態からのスタートでした。

しかも、ジョウロンポー先生は最初、薬の名前を一回しか言ってくださいませんでした。間違えてはいけないという恐怖感は、相当なものでした。診察を受けていらっしゃる方を不安にさせてしまうからです。それでも、ミスタッチが多く、冷や汗をたくさんかきました。薬の名前は、国家試験の勉強で頭に入っていたつもりでしたが、とんでもありませんでした。どんどん新しくなっていたことを忘れていました。聞きなれない薬を間違えないで入力できる保証はどこにもなく、ちょっとした聞き間違いが、来院される方々の容態の変化に直結すると思うと、それこそ指が固まってしまって動かないのです。まるで運転免許取得のために、学科を一通り終えた翌日に、自動車の運転をいきなり車道でしてみなさいと言われたような感じでした。しかも、初心者マークなしで。

私たちのような研修のためにいる人々のことを、ショウロンポー先生は、アテンドと呼んでいらっしゃいました。アテンドでは、飛行機の客室乗務員みたいではないかと初めは不思議に思い、アシスタントではないのですかと質問したところ、「私は、ひとりですべてできます。アシスタントはいりません。あなたがたは私のアシスタントではありません。ご自身の研究の目的をしっかりと定め、ここには研修に来ているという自負心を持ってください。私のお手伝いだけではありませんから、くれぐれも誤解のないよう」と答えが返ってきました。

ショウロンポー先生の診察は、いわゆる〝三分間診察〟とは対極のものです。その結果、受診なさる方々は、辛抱強く待っていなければなりませんし、アテンドの私たちは、昼食をとっている暇なぞありません。先生は、決して手を抜くことなく、どの患者さんの話も聞かれ、必ず血圧を測り、聴診器を当てたうえで、処方箋を指示なさいます。ですから、アテンドの私たちも、立ったまま、控室の冷蔵庫と流し台の前で、交替でおにぎりをお茶で流しこむのが原則。体育会系の精神が必要と面接のときに言われたのは、こういうことだったかと、今では納得しています。

診察室の狭さと患者の多さ。仕事の慌ただしさと、私が覚えなければいけないことの多さ。薬の名称と数量を間違えてはいけないという恐怖感。それらが私の初登院の印象でした。自宅にたどり着くなりウイスキーをストレートで飲んで、やっとホッとできました。「心療内科って、どうだった?」。そう訊いてきた家族に「ほんと、えらいことになっちまったよ」とだけ言ったのを、思い出します。

人間の生命力は時に脆く、時にたくましい

朝から昼食もとらずに仕事に追われていたのにもかかわらず、食欲は少しも湧いてきませんでした。いくらなんでもそれは緊張しすぎだろうと思われる方がいらっしゃるかもしれませんが、人の命を預かる仕事である以上、大なり小なり、医療関係者の初仕事は、過度なプレッシャーとストレスがかかるといわれます。

私の親しい看護師は、静脈注射を初めて打つ際、緊張のあまりに気持ち悪くなってしまい、注射針を刺せないままトイレで吐いてしまったと言っていました。それぐらい緊張感を持っていなくては困るのですが、いつまでもそれではまた困るのです。そういう仕事な

のです。

私の場合も、最初のうちは、先生の処方箋と違う薬を発注していたり、七日分のところを七〇日分と発注していたりして、病院内の薬局から再確認の電話が時々入り、そのたびにショウロンポー先生に訂正していただくような有様。実に心もとなく、多難な始まりでした。目の前にある仕事をこなすだけで精いっぱい、心理の勉強どころではなかったのです。

しかし現在の私にとって、この修業は、新鮮な驚きと発見の連続です。カウンセリング見習いも三年目に入りましたが、私にはもはや欠かすことのできない学びの場となりつつあります。

診察にいらっしゃる方々は、それぞれの葛藤を抱えながら、ショウロンポー先生やカウンセラーの的確な専門的支援を受けることで、少しずつ本来の自分の健康を取り戻していく。その過程を目の当たりにすることで、まず私自身がどれだけ強く励まされたか、言葉で言い尽くせません。私のアテンドは、実に微力ではありますが。

現場にかかわれていることを、とても嬉しく思っています。

「人間の生命力は、時に脆《もろ》く、時にたくましい」

これが、現在の私が強く感じていることです。まだ一般の方々にはなじみの薄い存在である心療内科が、このストレス過多な社会においていかに必要なのかについて、典型的な事例をご紹介しながらさらに書いてみます。

第2章 あせらず、あわてず、あきらめず

治療のために心療内科にいらっしゃる皆様を、この本でお名前を挙げてご紹介することは、個人情報保護と人権のもとにできません。ただ、一般的な話に置き換えて、ご紹介することはできます。あせらず、あわてず、あきらめずに治療を続けて、治られた方のお話をさせてください。

熱も下がらず食欲もない――二七歳・既婚・OLの場合

K子さんは、中肉中背で、趣味がテニスのせいか日焼けされていて、第一印象はとても健康そうに見えました。三歳年上のご主人との二人暮らしでした。

お話を聞いてみると、三八度前後の熱が二週間以上下がらず、身体がだるい。そのせいか食欲もないということでした。ある総合病院の内科医から紹介を受けて、心療内科にいらしたのです。先の内科で受けた各種検査の結果はとくに問題なし。当初、その内科医から処方された風邪薬を服用されていましたが微熱は下がらずじまい。念のためにと同じ病院の婦人科でも受診し、そこでは軽い胃炎と診断されたといいます。医師が処方してくれた薬を飲んでも熱が下がらないのに、なぜか検査では問題なしとされてしまう。これほどストレスがたまる状況はありません。体調不良の原因が特定できないからです。

実際、その現状について話せば話すほど、一見健康そうな彼女の表情はしだいに曇っていきました。

「些細なことで構いませんから、体調を崩した原因かもしれないと思うことを、思いつくままに話していただけませんか」

ショウロンポー先生の問いかけに、彼女は少し考えてから、意を決したかのように少しずつ話し出しました。

一時間半以上もかかる満員電車での通勤苦。

相性の悪い上司との人間関係の悩み。

金利上昇とともにかさむ住宅ローンの支払いへの不安。

そろそろ会社を辞めて子どもを作るべきか、という迷い。

あるいは住宅ローンの繰り上げ返済を優先して、夫婦二人の生活を当面続けていくべきかどうかという悩み――。

働く女性らしい悩みがポツリポツリと、語られていきました。

「そういう生活のこまごましたことも、体調不良と関係ありますからねぇ。……みんな、ローン組んで家を買うわけですし、大変ですよねぇ」

ショウロンポー先生は時折、そんな合いの手を入れながら、彼女の日常的な愚痴であっても、フンフンとうなずきながら、K子さんの話を促します。

「ご自身は自覚されていないかもしれませんが、かなりストレスがあるんですよね、知らず知らずにね」と、ショウロンポー先生がそう言った直後、彼女が突然ポロッとこう言ったのです。

「実は夫婦仲が、最近あまりよくないんです。夫は仕事が忙しいらしくて、あまり会話もないすれ違い生活で、帰りが遅いのを変に疑ってしまい、それも少し憂鬱なんです」

しかしショウロンポー先生は、それにはあまり反応せず、「いつごろからなの？」と、おもむろに彼女に聴診器を当てはじめました。

そうしながら、ごく自然に次の質問へつなげていきます。

「以前、今回のように体調不良を感じたことはありませんか。喉は渇きませんか」
「できることなら、やるべきことは全部きちんとやってしまいたいほうですか」
「私の前に会ったカウンセラーに、何か言い足りなかったことはありませんか」

聴診器をK子さんの身体に当てながら、先生の質問は続きました。

心療内科に来院された方は、ショウロンポー先生の診察を受ける前に、専門カウンセラーによる問診を受けます。私も時々、そのお手伝いをさせていただきます。先生は、その問診の結果を見ながら、患者さんから改めて話を訊かれるのです。

時には、カウンセラーが訊いても本人が答えないようなことを、ショウロンポー先生が初診で訊き出されることもあります。ご主人とのすれ違い生活は、ショウロンポー先生の最初の診察時に初めて明かされたことでした。

「よく眠れるように、精神安定剤を二週間分出しておきます。夜、お休みになる前に、きちんと一錠ずつ飲むようにしてください。これは手術をした人がよく眠れるようにと飲む薬です。ただ、薬は病名がつかないと出せませんからね、病名はつけますが、処方のためですからね、特別にお気になさらなくてけっこうです。それよりも、きちんと飲んで、よく眠って神経が休まったら、体調も良くなるかもしれませんからね。二週間後にもう一度様子を教えてくださいね。それで良くならなければ、薬を変えてみましょう」

それが彼女に対するショウロンポー先生の最初の診断でした。しかし、二週間後に来院した彼女の体調は、あまり好転していませんでした。ショウロンポー先生は、心配そうな彼女を「そうですか」と穏やかに迎えて、柔和な笑顔を浮かべ、こう言いました。

「うちの科のT先生は、ストレス関連の論文もいくつか書いているし、ストレス原因の体調不良については専門家ですから、もう一度、T先生のカウンセリングを受けてみられますか?」

「はい、その専門家の方と少しお話ししたいです」

そう即答した彼女の表情には、とても前向きなものが感じられました。

おっかなびっくり来院された初回の診察とは、明らかに違います。狭い診察室でショウロンポー先生と差し向かいで座り、先生の指示通りに必要な薬をパソコンに入力する私には、その変化が手に取るようにわかりました。この先生にかかっていれば、以前のような元気を取り戻せる。そんな確信を彼女なりにつかんでいる、私にはそう感じられたのです。

さらに三週間後、かなり元気を取り戻した彼女が来院しました。ようやく熱が下がるとともに、身体のだるさも消え、食欲も戻ってきたといいます。

「朝から食事もとれるようになって、今まで職場でいろいろと気になっていたことも、最近はあまり気にならなくなりました」

初診から三回目の大きな違いは、K子さんが自ら体調の変化について積極的に話したことでした。体調が良くなったせいで、表情もとても晴れやかになっていました。

「私ね、最寄り駅から自宅への帰り道も、それまでとは少し変えて緑の多い公園を通るようにしています」

「それはとってもいいことですね。ちょっとした生活環境の変化ですけどねぇ」

「先生、それにね、下痢も治りました」

「良かったですね、そういうのも辛いですからね。ご主人は何ておっしゃってますか」

「別に、主人にはとくに話してませんけど……」

「構いませんよ、話したくなったら話せばいい。体調が悪いとなかなか話せませんからねぇ」

「はい、主人も仕事がひと段落ついたみたいなので、今度、機会をみて話してみます。それと先生、薬を飲まなくなったら、また元のように悪くなってしまうんですか?」

「いいえ、そんなことはありません。でも急に止めると血糖値が上がりますから、もう二か月ほど飲みつづけて様子を見ましょう」


ショウロンポー先生との会話は、そんな感じでした。

その後、彼女は「薬だけいただければ大丈夫」と、自宅に近いメンタルクリニックを紹介されるまでに回復しました。薬を飲みながら、ストレスをコントロールして生活する方法を会得されたのでしょう。「もしも、また今回のような状態になったら、今度は早めにね」。ショウロンポー先生の笑顔に、K子さんはテニス焼けの顔をニコッとほころばせて診察室を出ていきました。

初診から約一年、精神安定剤をさらに二か月間飲みつづけるという条件で、先生は診療終了という判断をされたのです。

K子さんを見ていて、目に見えないストレスを、誰にも打ち明けられずにたったひとりで悩んでいることが、体調不良を引き起こしていくこと、そして、改善していく過程で、人は、こんなにも誰かにそれをしゃべりたいものなのだと痛感させられました。精神的なものが、これほどまでに健康を左右するのだという現実を、目の当たりにした感がありました。

ストレスコントロールを身につける

誰もが、自ら好んで心のバランスを崩すわけではありません。このごろ調子がおかしい、精神的なバランスを崩していると感じていても、あっさりと職場や学校の知り合いや、家族に打ち明けられないものです。ストレスがあるからと、会社や学校は急には休めない、母親であれば、子どもたちのお弁当を急に作りたくなくなったなどと言えないものです。大なり小なり、誰もが打ち明けられない事情を抱えているものです。

体調不良に加えて、この誰にも打ち明けられないという孤立感が重なると、その人の生活は呆気ないほど簡単に揺らいでしまいます。ひとりで悩みながら、こんなことではいけないと思いっきり頑張る人は、孤独感がより増してしまうこともあります。

人は誰もが、程度の差こそあれ、脆《もろ》さを抱えて暮らしているのです。

前段でご紹介したK子さんの場合もそうでしたが、体調不良がストレスによるものだと思われても、それが特定のストレスなのか、複数のストレスによる複合的なものなのかどうかはわかりません。本当の要因は、本人さえわからないかもしれないのです。結果的に、薬の服用とカウンセリングで、体調が元に戻っていき、それにともなって、生活習慣や環境を変えるといったことにチャレンジしていき、ストレスコントロールを身につけたといえるでしょう。

生活習慣は、ほんの少し変えてみることでよいのです。たとえばK子さんの場合は、職場から自宅への帰り道を変えてみるなど、たいしたことではないと思われるでしょうが、そうする心の余裕が生まれたことは大きな変化です。それは立派なストレスコントロールだからです。ストレス要因を自分なりに把握し、それに対処する方法を試してみる。些細なことに思われるかもしれませんが、そこまでを、自分ひとりでできる人はそう多くはいないものです。

一度ストレスコントロールに成功した過去の経験を持てば、またバランスを崩しはじめたなと自分自身が感じたときに、過去の経験が役に立ちます。似たような状況になっていると、今度は、ある程度自分で対処することができると思えるようになります。これが大切な経験なのです。

「また、あんな状態になる前に、シフトを変えてもらうように、上司に相談してみようかな」
「今度は何に対してストレスを感じているんだろうか。以前とは別なものだろうか」

というように、自分のストレスを把握できるようになることが、ストレスコントロールなのです。たとえて言うなら、振り子のヒモの長さを調節するようなものです。自分の心身の変調に気をくばり、体調不良に対処するように調整する。体調が良いときは長くし、悪いときは短くする。生活のリズムは、振り子のヒモの長さに合わせて、調子をとるのです。振り幅の大きさの範囲を自分の体調の範囲内に合わせる。それが健康な精神状態であるためのコツなのです。

「怖くてメールボックスを開けられない」——四二歳・中間管理職の場合

「あなたは、職場の同僚からは、ばりばり仕事ができる人だと見られているんでしょうが本当はすごく落ち込んでいますよね。それは仮面うつ病という病気です」

ショウロンポー先生が初診時に病名を断定することは大変珍しいのですが、この方には最初にこのように言われました。

「ずいぶん、嫌な病名ですね」

中間管理職の男性Tさん（四二歳）は、不快そうに顔をしかめました。

「仮面うつ病」は、頭痛や腰痛などの身体の痛みや、食欲不振あるいは極端な冷え性といった身体症状が、抑うつ気分や意欲の低下などの精神症状より前面に出てくるタイプのうつ病です。

彼は大手企業の中間管理職。一見、同年代の男性よりはるかにエネルギッシュで、元気そうに私には見えました。精悍な顔つきとがっしりした体格。押しも強くて、いかにも仕事ができそうな雰囲気の方です。しかし、その体調は外見とは裏腹に、耳を疑いたくなるような病気と変調のオンパレードでした。

まず、糖尿病と高血圧症の治療薬を服用中。痛風を患ったことがある。時折、胸が痛んで呼吸困難な状態になる。脂汗が出て、パニック症候群に襲われた経験がある。体調がすぐれないと、閉所恐怖症の症状が出て地下鉄にさえ怖くて乗れなくなったり、職場のパソコンのメールボックスが怖くて開《あ》けられなくなる。夜は仕事が気になって眠れなくなり、そのまま朝になる。日中は気温が高くても手足が冷たい――。

こんな状態でよく仕事を続けている。むしろ私はそのことに感心してしまいました。

「職場で重要な会議があって、ああ、なんか緊張しそうだなと思うと、ほんとに会議中に胸がしめつけられて痛くなるんです。そうなると、少し席を外してタバコを吸ったり、缶コーヒーを飲んだりしても一向に治りません。そのうち脂汗まで出てきて、仕事もしていられなくなります。そういう日は、早めに家に帰って気晴らしに缶ビールでも飲もうとすると、缶を開ける手が震えていたりするんです」

自宅に戻っても、缶ビールを開ける手が震えてしまうというのは、会議時のような緊張感がまだ解けていない証拠。自宅にいながら、まったくリラックスしていない状態です。

人は緊張感や集中力を発揮する交感神経と、食欲や睡眠欲、リラックスを促す副交感神経を、適宜使い分けながら生活しています。本来なら自宅に戻って、副交感神経に切り替わるはずなのに、それがうまくできていない。リラックスすべき場所に戻ってきたのに、神経はまだ緊張状態のままというわけです。

Tさんは、こうした自分の体調変化に気づき、ショウロンポー先生のいる心療内科を自ら探し当てて来院している。ということは、病気に対する自覚と、ある程度の心構えはできているといえます。

しかし一方で、自分のストレスや不安を顔に出さないために、職場や家庭など周りの人たちからは、まったくと言っていいほど、気づかれていない。気づかれていないから、彼自身、自分が抱え込んでいるストレスの危険性の大きさに対する認識は低いのです。そうなると、ストレス要因の正確な把握ができず、ストレスコントロールができていない状態に陥ります。

「体調が悪いのはわかっていますが、でも仕事は休めません。先生、妻も専業主婦ですし、まだ子どもも二人小さいので、死ぬわけにもいきませんしね。ですから、薬で落ち着かせてください。どんな薬でも飲みますから」

そんな要望を口にしたこの男性に対して、ショウロンポー先生は初診にもかかわらず、冒頭のようにずばり「仮面うつ病」と言われたのです。惨澹たる体調にもかかわらず、あくまで対処療法的にやり過ごそうとする彼の考え方への、それは率直な警告でした。

「うつ病の薬を飲んでみますか」

ショウロンポー先生のストレートな言葉に、仕方ないですねと言わんばかりの表情で、彼は黙ってうなずきました。

「職場での人間関係にストレスを抱え、会社に行くのが苦痛で仕方がない」
「深夜残業続きで、また仕事の依頼かと思うとメールボックスが怖くて開けられない」
「職場でうつ病にかかる人が増えていて、自分もいつ発病するか心配だ」
「家族のためとはいえ、とくに好きでもない今の仕事を生涯続けていかなくてはいけないのかと思うと、気持ちがめいって仕方がない」

こうした悩みを抱えた働き盛りの中間管理職のビジネスマンの来院が増えています。ストレス過多時代を物語る風景のひとつでしょう。

普通の風邪と「心の風邪」の違い

たとえば、風邪にもいろいろな段階があります。

鼻づまりや鼻水、身体のだるさや軽い咳などは、風邪の初期症状。ただし、それを甘く見ていると、三八度以上の熱が出たり、喉が腫れて痛くなるなど、本格的な風邪を引いてしまいます。風邪をこじらせると、肺炎になる恐れもある。

ただ、多くの人は風邪の初期症状が出た時点で、自分なりに対処することができます。意識的にビタミンを多く摂るようにしたり、普段より早めに寝て、十分な睡眠をとる。お風呂は入らないものの、身体を冷やさないように心がけたりします。風邪っぽいにもかかわらず、根性や気合いで治そうとプールで泳いだり、裸のような格好でマラソンをする人はいません。

しかし、これがストレス要因での身体の変調への対処法となると、残念ながらこうした風邪のような共通認識がまだありません。ないばかりか、それこそ「根性が足りない！」「気合いで治すんだ！」といったような、「根性論」がまかり通っています。風邪の初期症状ならありえないような考え方が、ストレスについては、堂々と正論とされているのです。たとえば、仕事の疲れは「パーっと飲みに行けば治る」「もっともっと働けば慣れるから大丈夫」といった具合です。

最近、会社員の間にうつ症候（うつ病の初期症状で、風邪における鼻水や微熱のような状態）や、うつ状態が増えているのは、根性重視の社会における、心の病に対する認識の低さが背景にあると思います。

ストレス要因による体調不良や病気は、いわば「心の風邪」のようなもの。人の心は、見えないストレスに対して、それほど頑丈にできてはいません。

世の中全体が「ストレス要因による身体の変調＝風邪の初期段階」程度にとらえ、早めに治療のアドバイスを受け、自分に合ったストレスコントロール方法を会得して、日常生活に支障をきたすような病気へと進展させないようにする。先ほどの振り子のヒモを調整するように、早期発見・早期治療を、個人がうまく身につけるようにする。また、それを支援するシステムを作らなくてはいけないと、私はこれを広く世の中に訴えたいのです。

人間は、誰しも多少の気分の浮き沈みはあります。一週間程度なら、ちょっとしたことで落ち込むことも珍しくありません。むしろ、何の浮き沈みもない人のほうが不健康です。けれど、身体がだるい、気分がすぐれない。あるいは頭痛がしたり、三八度近くの熱が下がらないなどの症状が一か月前後も続いていれば、慢性疲労症候群か、うつ症候の可能性を疑ってみるべきだと思います。もし、それらの病気ならば早期に発見し、抗うつ剤などの服用による早期治療が大切です。

ところが、こうした状態を軽い風邪だろうと判断して、そのまま放置しているとどうなるでしょうか。食欲不振や不眠、体重減をともなう極度の脱力感や、極端な例になると自殺志向といった、本格的なうつ病の症状が出てきます。

明らかに他人の目からも、「あの人、体調悪そうだよね」と思われるような状態に陥ってしまいます。風邪の例でいえば、初期の状態を放置して肺炎になっているのに、まだ職場で毎日働いているようなものなのです。

うつ症状の治療は、基本的に三か月はかかると見ています。もっと早くに来院して治療に取り組んでいれば、ストレスコントロールをより早く会得できる機会があるのです。しかし、よく見られる現象は、本人が勇気を持って同僚や家族に身体の異変を訴えても、「気のせいだよ」「もう少し頑張ってみたら」「ちょっと疲れすぎなんじゃない」などと言われ、本人もそのつもりで頑張った結果、しだいに学校や会社に行けなくなってしまった。完全にそうなってしまってから、治療の相談に来られる方が多いのです。

もうひとつは、うつ症候に用いる抗うつ薬に対する抵抗感が強いことも、治療から遠ざかる要因かもしれません。人によっては、うつ病患者と一緒にされるのは嫌だと、飲むのをひどく嫌がる人もいます。うつ症候を風邪の引き始めと同じようにとらえ、抗うつ薬も風邪薬と同じように、気持ちを楽にして服用する必要がありますし、痛みを緩和するために抗うつ薬を処方することもあるのです。診断にうつ症状と書いてあることだけを、ことのほか気にされる方がいるのも、社会がこの病に対する偏見をまだ引きずっている証拠だと思います。この点が、日本はアメリカなどにくらべて、明らかに立ち遅れています。

ショウロンポー先生に対しても、「こんな薬を飲んでいると、ますますおかしくなると友人に言われた」とか「あの薬は効かないと人から言われたから、捨てました」とおっしゃる方がいらっしゃいます。そういう方々には、先生は厳しい指導をされます。誰がどんな根拠に基づいてそんなアドバイスをしているのか、治りたいと思うなら治療を続けることです――と、きつく叱ることもあります。

まさしく、あせらず、あわてず、あきらめずです。

薬を根気よく飲むことも、正しい治療を目指すためには必要なことです。

働き盛りのビジネスパーソンに多い「仮面うつ病」

さて、先の四二歳の中間管理職のTさんの話に戻りましょう。

働き盛りのビジネスマンに多い「仮面うつ病」の彼もまた、自分がだんだんおかしくなっていくのではないかという、恐怖にかられていました。

「……仕事は休めません。妻と育ち盛りの二人の子どもがいるので、簡単に死ぬわけにもいきません。ですから、これ以上悪化しないように、薬で落ち着かせてください」

そう訴えたTさんに、ショウロンポー先生が、初診時からうつ病の薬を飲みますかと尋ねたのには理由がありました。根本的な治療ではなく、対処療法的に投薬だけを求める状態の彼に、今、何を言っても無駄だと判断されたからです。ただし、先生はそんなことは一言も言われません。「二週間薬を飲んでみて、その効き目を見てみましょう」と、柔和な表情でおっしゃっただけです。実際に時間をおくことで、少し落ち着きを取り戻し、自分の体調を冷静に考えられるようになるのを待つためです。

「先生、薬はきちんと飲んでいますが、とにかく眠くて仕方ありません」

二週間後にやって来た彼は、少し苦笑いしながら、開口いちばんそう言いました。

「それだけ眠いのは、薬がちゃんと効きはじめている証拠ですよ。今までの疲労が蓄積しているから、薬の服用でリラックスする分、強い眠気に襲われるんです」

ショウロンポー先生もにこやかな表情で、Tさんに向き合っています。

一方、Tさんにも、初診には見られなかった自分の症状に対する「気づき」と「対処」

が感じられました。出張先での空き時間に宿泊先で少し仮眠をとってみたり、夜の取引先との付き合いを初めて部下に任せて、彼自身はホテルで先に寝たといいます。どちらも必要以上に仕事を抱えすぎているという、彼なりの気づきがもたらした対処だと思われます。

「それで何か仕事上の不都合が生じましたか」

「最初は少し気になったんですが、意外と何の問題もありませんでした」

先生の視線を外すかのように少しうつむき加減で、照れくさげな表情で、素直に彼はそう答えました。このあとにショウロンポー先生がおっしゃった言葉は印象的でした。

「髪の毛の寝癖みたいなものですよ」

「……」

「自分ではひどく気になるけれど、周囲の人はさほど気にしてなかったりする」

「……」

「仕事は辞められないし、職場も変えられない。今のまま二〇年近く仕事を続けていかなきゃならない。だったら、適度に手を抜いて、うまくコントロールしていかないといけませんね」

「確かに、おっしゃる通りです。どちらかというと、生真面目一本やりで、必要以上に責任感が強すぎるのかもしれません」

「残念ながら、そういう責任感の強い方が、仕事もできますが、病気にもなりやすい世の中でもあります」

なごやかな診察でしたが、そのとき、Tさんが突然こう付け加えました。

「しかし、先生、どうして私だけがこんな目に?」

それまで穏やかな表情だったショウロンポー先生の表情が、一瞬にして強ばり、相手の言葉をさえぎるように強い口調で言いました。

「いや、『どうして』じゃない。『どうして』で病気は治りません。あなた自身の身体のことなんですから」

先生のこの言葉に、Tさんはしばらくポカンとしていましたが、このアドバイスには根拠があります。人は自分の変調に気づき、ストレス要因を自分なりに把握して対処してみると、「どうして自分だけがこんな目に」という疑問に固執してしまうことがあります。

しかし、それはストレスコントロールを会得するためには、無駄な思考なのです。ショウロンポー先生がTさんの発言を厳しく否定したのも、ストレスコントロールのプロセスを迅速に実践するには、「どうして自分だけが」という過度な被害者意識は、治療の障害になるだけだからです。

「仮面うつ病」は、頭痛や腰痛などの身体の痛みや食欲不振といった身体症状が、全面に出てきてから初めて「こんなに元気なのに、どうして体調が悪いのが消えないのだろう」という疑問が出てくるタイプです。そして「どうして自分だけがこんな目に」という思考に陥りやすいタイプでもあります。抑うつ気分や意欲の低下などの精神症状より、身体的なことだけを重要視してしまうのです。Tさんのように、職場ではエネルギッシュで仕事のできるビジネスマンに多く見られ、内面的にはかなり深刻な精神的葛藤を抱えています。周りの人は以前の自分のように張り切って仕事をしているのに、負けてたまるかと。Tさんに代表されるようなタイプを生み出す環境は、現代のストレス社会に多く見られます。

そこへ、人間関係がうまくいかなくなったとします。感情的なメールの文面に不快な思いでいっぱいになったことのある人、メールに「殺すぞ」とか「恨んでやる」といった脅迫的な言葉を書かれた経験がある人、異動通知がメールだけで知らされてきた経験がある読者もいらっしゃるかもしれませんが、そんな気分が落ち込むようなメールを見てから、他のメールも見られなくなり、そのうちパソコンそのもののスイッチが入れられなくなる。実際にメールボックスを開けられないと訴える人も、心療内科にいらっしゃいます。

また、一度そういう経験があると、回復しても、疲れているときや、気持ちが弱ったときには、再びその精神状態の気分がフラッシュバックしてきて、メールボックスが開けられなくなってしまう。「仕事はまだか」「なぜ連絡してこないのか」「ノルマはどうなっているのか」といったメールを見たくないのです。

しかし、メールが怖くて見られないという精神状態は、普通じゃありません。メールが刃物を振りかざして襲ってくるという、オカルト映画のような現実はないのです。メールを見ている自分が自分で、心に刃物を振りかざしているのです。

Tさんは、最初の診察で「体調が悪いのは自分でもわかっているんです」ばかりを繰り返し訴えていました。何度も何度も、同じことを繰り返し訴えるのです。しかし、家族にも同僚にも一度も相談せず、身体や精神の変調を隠しながら、付き合いゴルフや飲み会に積極的に参加して、発散させようとしていました。不安やストレスを顔に出さない、働き盛りのビジネスマンに多いパターンでした。

「自分は忍耐強いタイプです」――こう自慢される方がよくいますが、Tさんのように、体調が悪くなって耐えられなくなっても、そう自負しているのは、精神力が強いのではありません。他人に弱みを知られたくないとする性格が、自分の心も身体も支配しているといったほうが的確です。決して、ストレスの許容度が大きいのではありません。

仮面うつ病の場合、放置しておくと、時に本人にも理解できない行動になって表れることがあります。たとえば、朝は定時に自宅を出るのですが、気がつくと会社に行かず、近くの駅で降りて、ベンチに一日中座り込んでしまう。そんな自分の行動を説明ができないような状態になり、心と身体がバラバラになっていき、しだいにコントロールが不可能になっていきます。

Tさんの場合も、例外ではありませんでした。自分が昔のような活動をできないことにあせりを感じながら、気持ちばかりが空回りをしているような状態でした。薬の服用とストレスコントロールが始まったばかりですが、薬さえ飲めば元のようになれると、薬でやり過ごそうという考え方をまずやめていただくことから始めました。きちんと病気と向き合い、根本的に治したいという気持ちを、彼自身にたぐり寄せてもらわなくてはなりません。治療は、本人の自立心次第なのです。それが何より必要です。自分で治す。そう決心していただくことが、こちらも心強いと感じるのです。

いたずらな被害者意識ではなく、しっかりとした当事者意識を持つことが、本来の健康を取り戻すための出発点だからです。

場違いな笑いで失敗した——二七歳・営業マンの場合

職場でのストレスコントロールが苦手なのは、Tさんのような中間管理職ばかりではありません。若手社員たちも同じです。「根性がない」とか「常識が足りない」といった理由で、上司から批判されることで悩む若者も心療内科にやってきます。

大手メーカー勤務の営業マンのHさんは、二七歳でした。上司に対して致命的な失敗をおかしたときから、心のバランスを崩したと訴えていました。

致命的というのは本人の弁です。些細な出来事でした。

ある日の営業の帰り道、四〇代の上司から、大量のビール券をもらったのです。その際、「ありがとうございます」と明るく言おうと思った彼は、思わず「ハハハハハッ」と笑ってしまったのです。以来、礼儀知らずなヤツだと上司の反感を買い、関係がぎくしゃくしてしまったといいます。

Hさんは、上司との円滑な関係を維持していきたいと思ったのだそうです。だから笑ったのに、まるで逆効果になってしまったと訴えます。以降、上司に冷たくされるようになり、自信を失い、近ごろは会社も休みがちだといいます。

Hさんの状態を文字面だけで読むと、唐突な非常識な笑いだと思われる方もいらっしゃるでしょう。四〇代以上のサラリーマンの常識は、人から何かもらったら、それが欲しいものでもそうでなくても、とにかくその場でニコッと笑い、「ありがとうございます」と言って頭を下げる。それが大人の常識だとする考えが大方だからです。

しかし、Hさんの場合に限らず、日本の若者たちには、特有の新たなモラルがあるように観察されます。最近の若い人たちは、自分が誰かに何かモノをあげる際、「さり気なく」という点に、神経質すぎるほど気を遣う傾向があるようです。恋人へのプレゼントにしても、あからさまに手渡すよりも、彼ら流にいえば「なにげにぃ（何気なく）」渡すのがカッコいい。そういう考え方です。どうやら、相手に押しつけがましい印象をできるだけ与えないというのが、スマートである常識のようなのです。相手に恩着せがましく映らないようにと、気を遣っているのです。Hさんの上司は、みんなの前であからさまにビール券を渡したといいます。

「ぼくは、その上司に気に入られたかったので、おおげさな態度より、もっと何気なく、ハハハハハッて、軽く笑ったほうがいいかなと思ったんですよ。たかが、ビール券ですよ。でも、どうやら上司は、ぼくにバカにされたと感じたようなんです」

Hさんは、バツが悪そうな顔で、こう言っていました。上司にしてみれば、かわいがってやろうと思ってビール券まであげたのに、笑うとはなんだ！ということでしょう。

今の四〇代は、かろうじて五〇代や六〇代とその社会常識を共有しています。しかし、それが三〇代となるととても怪しくなり、二〇代になるともう生まれ育った時代背景や文化がまるで違うのが現実です。そういう世代間の常識の格差が、Hさんの悩みの背景にあるように思えました。

昔の自分の経験をベースにアドバイスすると、アドバイスをする側が自分本位の正論や常識を一方的に相手に説くばかりで、往々にして相手の気持ちへの配慮が欠けている場合があります。職場での上下関係、あるいは先輩後輩関係なら、なおさらです。そこへ、世代間の年齢差が介在し、さらに、それぞれの常識のようなものが障害となって立ちはだかるのですから、なかなか複雑な構造です。

理由はどうであれ、苦しんでいるときに気持ちに余裕のある人などいません。Hさんの場合もそうです、自分が弱っているときに、一方的に正論だけを相手から説かれたら、思わず「それは違うだろ」と逆らいたくなる。自尊心があれば誰もがそうです。

「わかっているけど、それができないから苦しいんだよ」
「急に、オレの態度を変えるわけにいかないだろっ！」

「やさしくされればされるほど、イライラしてくるんだ」
そう声を荒げたくなる。

しかし、会社でそのような態度を示せば、最初は励ましてくれていた周りの人々も、だんだんHさんの排除や否定に動いてしまう。「せっかく教育してやろうと思ったのに、じゃ勝手にやってろ！」というわけです。これがイジメのような態度になって現れることもあります。励ましているつもりが、ダメ出しばかりになり、相手はますます追いつめられてしまう。

苦しいときに、ダメ出しばかりされることほど辛いものはありません。今いる自分のポジションをかろうじてつなぎとめておきたいのに、突き放されてしまった気持ちがするのです。まるで命綱を目の前で切って捨てられるような気がするものです。私にはHさんの気持ちがわかるような気がしました。

こういうときには、友人や同僚といった素人ではなく、心理的アプローチからの治療も含め、専門知識を持った第三者を訪ねたほうがいいと、私は思います。心療内科やメンタルクリニックといった場所は、そのためにあるのかもしれません。

Hさんの場合は、自分の気持ちをカウンセラーに吐き出すことが、治療としての効果が大きかったようです。

彼は今も、治療を続けています。

心療内科の治療も「アンチエイジング」治療

心療内科の対象である、手術後の体調不良を訴える患者さんのエピソードについても、書いておかなくてはいけません。

それは七年前、胃ガンの手術に成功された四九歳の女性、Yさんでした。

しかし術後の体調が思わしくなく、食べたものが食道を逆流してくるダンピング症候群に悩まされていました。私には、カルテを通してしか七年前の様子はわかりませんが、何もする気がおきず、外出もしたくないという状態だったようです。

家業を営んでいらっしゃって、Yさん自身は、術後の経過を見ながら少しずつ家業の手伝いも再開したかったようですが、体調が思うに任せないために、どんどん気分がふさぎこんでしまわれたようです。

一方、家族の方々も、いたずらに励ましてはいけないと病院側から言われていたため、「あせらず、できる範囲で少しずつ手伝ってくれればいいよ」と対応し、彼女のことを悪く言うようなこともなかったようです。

しかし、とても生真面目な彼女は、周囲からやさしくされればされるほど、ますます気がめいっていきました。手術した当時は四二歳だったのですが、血管年齢は六二歳だったといいますから、生命力がそれほど衰えていたのでしょう。診察に見えるたびに、死にたいと口にされていたそうです。


症状としては、うつ症候とうつ病との間のような状態でした。手術が成功すれば、あとは患者さん個人の責任にゆだねられる。残念ながら、それが従来の日本の医療の「常識」でした。身体機能上の障害は手術によって除去したのだから、あとの精神面での支援は看護の世界にお任せします、というわけです。術後の体調がすぐれず、同じ病院の、複数の外来で何度も検査をし、しかも、元気を取り戻せないでいる。

手術の成功後、吐き気や発熱、睡眠不足や身体のだるさに悩まされる人が、同じ内科医を訪ねると、いくつかの検査で問題がなければ、こう言われるのです。

「気の持ちようではないですか」

自分が患者の立場になったつもりで、その言葉を受け止めてみてください。納得できるでしょうか。実際に不調が続いているのであれば、多くの方は納得がいかないはずです。婦人科や耳鼻科など複数の外来で真面目に診察を受けた挙句、どこでも問題なしで、再び「気のせいじゃありませんか」と言われれば、医師に見放されたような気持ちになってしまい、もはや途方に暮れるしかありません。

今から七年前、初めて心療内科に来たときのYさんは、当時はまるで別人だったと、シヨウロンポー先生は言います。私の目の前にいる四九歳になられた彼女は、鮮やかなオレンジ色のトレーナーにブルージーンズ姿。そして足元はナイキの真っ赤なスニーカーでした。私から見ても、顔の色艶もよく、とても若々しく快活な印象です。

「先生、五月の連休に、アメリカに留学中の娘を訪ねてみようと思うんですけど。大丈夫でしょうか」
「ずいぶん、良くなられましたねぇ」
「ええ、娘もとてもビックリしているんですよ。何もかも先生のおかげです」
そう言って、ショートヘアの下に笑顔を浮かべました。

ショウロンポー先生のお話では、治療を始めた七年前より今のほうが七歳年齢を重ねているはずなのに、むしろ当時より今のほうがよっぽど若々しい。体調不良から失っていた年齢相応のエネルギーを、今まさに取り戻されてきているといいます。

「かつて死にたいとまで思いつめたせいで、彼女は必要以上に老け込んでいたのです。うつ症候の状態だったので、抗うつ薬を服用しながら、年齢本来の生命力を取り戻させることができました。これは立派なアンチエイジング治療ですよ」とは、ショウロンポー先生の診断。

今流行の「アンチエイジング」とは老化を防ぎ、若返りを促すために、加齢にともなう免疫やホルモンの低下を補うために行うさまざまな治療のこと。一般にはシワやシミ取り、あるいは成長ホルモンなどの投与やサプリメントの服用といったものが主流です。

けれど、彼女のような方に年齢相応の生命力を取り戻させる心療内科の医学的治療も、アンチエイジング治療のひとつなのです。

「医師が、一方的に薬を服用させて元気にするのではなく、『治りたい』とか『治そう』という気持ちを、患者さん自身にたぐり寄せてもらうのです。治療とは、あくまでも患者さんの自立を促し、生命力を取り戻すことなんです」

これが、ショウロンポー先生の治療観です。この言葉から、患者さんご自身の自立心をないがしろにした治療はありえないと、改めて教えられました。

第3章 人は庇護の下で救われる

雑然とした中での安堵感

私たちが働く心療内科は、病院の二階にあります。廊下をはさんだ反対側は歯科、右隣は東洋医学科の外来があります。心療内科の入り口には、小さな受付があり、二人の看護師が、順番に患者さんを診察室に呼び入れたりしています。

ショウロンポー先生の診察室は、入り口前から見ると左側の中央にあります。広さ六畳ほどで、私たち研修生と先生が向き合って座る大きめの机があり、ベッドとレントゲン写真をチェックするものが置かれています。先生のスペースは、椅子ひとつ分ぐらいの狭苦しさです。先生が座っていらっしゃるところから九〇度の位置、つまり先生の横顔が見える場所に、患者さんが座る丸椅子があります。

診察室以外には、患者さんが点滴を受けるためのベッドなどの医療スペース。職員が全員入ることができないほど狭い事務スペース。その隙間に、職員用ロッカーがあります。

ショウロンポー先生が丁寧に診察される手前、どうしても患者さんが待たれる時間が長くなる傾向があり、受付近くの廊下には一〇人が座れる椅子が一列に置かれています。

私が研修を始めたころ、とても気になったのはその雑然とした空気でした。

心療内科内の幅一メートルほどの狭い廊下を、白衣を着た職員たちが「すみませーん」と言いながら、人を掻き分けるように右往左往していて、空き時間に事務スペースで昼食代わりにカップめんをかきこんでいる人がいるかと思えば、時折、医療会社の営業マンやショウロンポー先生のゼミの学生たちもやって来ます。

しかも夕方六時きっかりに、掃除の人たちがやって来ます。患者さんや職員でごった返す中、彼らは「ご苦労様です」と声をかけながら、まさに人ごみを縫うような見事な身体さばきで、およそ二〇分間で床掃除を済ませて帰っていきます。ショウロンポー先生の専門書や資料が、山積みになっているところをほれぼれするほどの手際の良さで、一冊たりとも崩すことなく掃除をされます。

一方、廊下をはさんだ向こう側からは、歯科特有のギューンギューンという、あのこめかみを直撃する独特な音さえ聴こえてきます。声の小さい患者さんだと、廊下で待っている間、話し声がそのギューンギューン音にかき消されたりします。診察室のジャバラのカーテンで仕切られた向こう側では、診察を済ませた患者さんがベッドで点滴を受けていたり……。

だいたいご想像いただけたかと思いますが、患者さんのプライバシーさえないような雰囲気。どこか舞台裏のような場所なのです。こんな雑然とした環境で、はたして患者さんたちは心穏やかに、その時々の苦しい胸の内をきちんと話すことができるのだろうか。当初、私にはそれがもっとも大きな疑問でした。

しかし一年を過ぎると、それは私の浅薄な考えだったと思うようになりました。たとえば初診時に、真夏の暑い日にもかかわらず大きな白いマスクをして、明らかな警戒心を示しながら診察室に入ってきた患者さんが、しばらくショウロンポー先生と話をするうちに、自らポツポツと話しはじめ、ふと大きなマスクを外すことがあるのです。「あっ、気持ちがほぐれてきたな」と、私でも感じとれる瞬間です。言葉ではうまく言い表せないのですが、確実に感じられます。

その場合必ずといっていいほど、患者さんは「よろしくお願いします」と頭を下げられ、次回も診察にみえます。気に入らなければ二度と来る必要がない狭いところなのに、です。

たった一度の診察で、患者さん全員が急に希望を持ち、明るい表情を取り戻されるわけではありません。しかし、患者さんなりにショウロンポー先生を観察したうえで、この先生を信じてみようと決意されると、変化に乏しい表情に、最初に診察室の椅子に座られた直後とは明らかに違う、どこかさっぱりとした表情が生まれます。

その理由は何なのか、私にはまだよくわかりません。ただ、ある入院患者の方が、先生にぽつりと漏らされるのを聞いたことがあります。

「先生、白い壁の広い病室にいると、悔しくて泣けないんですよね。けどこの診察室に来て先生と言葉を交わしていると、なんだか無性に泣けてくるんです。そしてフッと我に返った瞬間、一日も早く病気を治したい、元の自分に戻りたいって強く思うんです」

私にはその言葉がとても印象深く心に残っています。

もしかしたら、他人の視線に敏感にならざるをえない境遇にいる人たちだからこそ、こんな雑然とした、無防備な空間のほうが落ち着かれるのかもしれません。

もちろん、ショウロンポー先生のお人柄のせいもあるでしょう。あるいは、心療内科の職員全員が昼食さえ満足にとらず懸命に働いている熱気。毎日こんなに混雑するほどの人気があるなら、自分も元気になれるかもしれない、そんな患者さんの希望的観測もあるかもしれません。

周囲の人たちに「変だ」「おかしい」と散々言われてきた患者さんたちは、誰も自分のことを変な目で見ない心療内科に来て初めて、何かしらホッとできる隙間を見つけられるのかもしれません。

そんなホッとする思い。誰かに助けてほしいという思い。自分も頑張りたいという思い。そんないくつもの切実な思いが一瞬、患者さんたちの涙として、結実するのかもしれません。

尊大さからはもっとも遠い〝中国の要人〟

「大事にされたと思って、患者さんに帰っていただく」

ショウロンポー先生はこれを診療の第一義としていらっしゃいます。人は一人ひとり大事にされたいものです。

「だから、アナタは、決して知ったかぶりをしてわかったようなことを口に出して患者さんと話してはいけません。黙っていてください」

初日の心得として、私はこう言われました。そして、この私もショウロンポー先生に会えて良かったと思うひとりです。

ショウロンポー先生。

中肉中背で、左から右への七三ならぬ八二分けの髪型。鼻の下のチョビ髭と細い目――先生は見るからに懐深そうな中国の要人を思わせます。診察室では、決して無駄話はされませんが、かといって冷淡というわけでもありません。

前に書いたように、その診療態度はとても穏やかで、押しつけがましさの欠片《かけら》もない。豊富な専門知識をひけらかすのではなく、必要な相手に対して必要なときには、専門用語を噛み砕きながら順序立てて説明されます。「尊大」とか「威圧的」という言葉からはもっとも遠いタイプ。

通常、大学病院の医師たちは、もっとドッカリと診察室の椅子に腰をおろしていて、診察の準備は私たちの仕事です。しかしショウロンポー先生は、時には患者さんの車椅子もご自分で押されますし、手が足りないときはパソコンで投薬のチェックさえされます。それにどんなに忙しくても、研修生や看護師をプライベートな気分で怒鳴ったりすることはありません。

第1章にも書きましたが、「慢性疲労症候群」や「線維筋痛症」といった病名を日本に定着させ、心療内科の第一人者として知られる人物としては、ショウロンポー先生は、謙虚このうえない人柄です。その診察は基本に忠実です。まず私たち研修生と同じ机で向き合って座っている先生は、患者さんとは九〇度の角度で向き合われます。先生は右半身を、患者さんの正面と向き合う格好で座られ、身体を右側にひねるようにして患者さんの顔と目を見て話をされます。

九〇度の角度で患者さんと向き合うのが、カウンセリングの基本だからです。患者さんとの会話の流れを見ながら、絶妙のタイミングで血圧を測り、聴診器を当てられる。そのちょっとした間合いが、患者さんの高ぶった気持ちを落ち着けたり、今日の診察は終わりですよ、の合図になったりする。傍で見ていると、個々の患者さんの診察にメリハリをつけるために、血圧計や聴診器が絶妙な小道具として使われています。

また、どんなに忙しくても、決して手を抜かれることがありません。誤解しないでほしいのですが、基本だからといって、すべての医師がこれを実践しているわけではありません。多忙を極めれば、時に、ひとり三分診療になってしまっても仕方ないのが医療の現場です。

心療内科に初めて見えた患者さんが、ショウロンポー先生の診察を受けられて「○○病院の先生は、私に一度たりとも聴診器も当ててくれませんでした」と泣かれたこともありました。患者さんと目さえ合わさず、カルテだけを見て処方箋だけを書く。いわゆる三分診療の医師もまだまだ多いのです。医師に聴診器さえ当ててもらえない患者さんの悔しさ、背中を向けられたままで診察室を出て行かなくてはならない屈辱感は、いったいどれほどのものでしょうか。それをいくつもの病院や外来に通院するたびに経験されていたとしたら、なおさらのことです。

昼食さえとれないほど毎日忙しい中で、ショウロンポー先生のお茶目な一面を垣間見ることがあります。滅多にありませんが、予約がキャンセルされることがあると、あまりの忙しさゆえ、突然カクンと首をうなだれたと思ったら、瞬間的に居眠りをされることがあります。お茶目というより、職業病かもしれません。昼食をとる暇さえないときに、お菓子を三つ、四つ、一度に口に入れられたと思ったら、喉をつまらせて、「うっ、逆流性食道炎だ。石井君、お水！」と顔をゆがめておっしゃることもありました。

私が女優であることも、先生はまったくご存知ありませんでした。

普段、忙しくてテレビなどはご覧にならないのでしょう。ちょうど私が見習いを始めて三か月後ぐらいだったでしょうか、ふいに思い出したかのように、「石井さんは女優さんだったの？　え、今も？　全然見たことありませんね。まったく知りませんでしたよ」と言われ、嬉しいやら情けないやら。もちろん、それ以降も、私への態度は何ひとつ変わられません。相手が職員であれ、患者さんであれ、いつも同じ目の高さで接する。そこがシヨウロンポー先生たるゆえんなのです。

患者さん一人ひとりに対して、最初に必ず、「お待たせしてすみませんね」と伝え、診察が終わると今度は必ず、「お気をつけてお帰りください」と言われます。先生の言葉に合わせて、私たち研修生は、先生がおっしゃった服用薬をパソコンに入力したり、次の患者さんのカルテを準備したりしながらも、必ず患者さんに一度頭を下げます。それも、口は利かずに頭だけは必ず下げてくださいという先生からの指示です。

私の場合はそれ以外にも、診察室で患者さんがいらっしゃるときには決して立たないように言われています。私の背が高いため、椅子から立ち上がると、患者さんによっては、早く帰れと言われているかのような威圧感を覚えてしまう可能性がある。これもひとつのノウハウだからね、と先生はおっしゃいました。

「心療内科の診察でもっとも大切なのは、患者さんには大事にされたと思って帰っていただくこと」

心療内科に見えられる方々は何らかの疎外感を抱えている、そんな前提が、先生の心のどこかにおありになるからだと思います。

「人間関係だから、ぼくだって患者さんに嫌われることはありますよ。ただ、だからといって、相手に選ばれるために治療するわけにはいきません。必要なときには多少キツイことでも言わなきゃいけないし、それで相手がまた来ようと思うか思わないかは、毎日が真剣勝負なんです」

それは、お側にいて修業させていただく価値がある。

私にそう思わせたショウロンポー先生の言葉でした。

人は温かい庇護の下にいてこそ救われる

「お待たせしてすみませんね、その後いかがですか」

いつものようにショウロンポー先生の診察が始まると、その言葉に、Eさん（四一歳）は控えめに顔をほころばせながら、「先生、おかげさまでずいぶん良くなりました」と言い、先生に向かってゆっくりと頭を下げられました。

「そうですか、良かったですねぇ」。先生の答えはいつも通り短くて、どちらかというと素っ気ないのです。その光景を見ながら、私は、ひとつの感情がこみ上げてくるのを抑えようがありませんでした。

あるメーカーの中間管理職であるこのEさんは、去年、まるで別人だったからです。口をへの字に曲げ、いかにも生きているのがつまらないという仏頂面で、自分が話している合間にも、時折チッチッと歯の裏で舌を鳴らしていました。

「ぼくが変わってしまったんでしょうか。それとも元々、ぼくの身体にそういう遺伝子があったんじゃありませんか？」

生え際が大きく後退した広い額に、四一歳には不似合いな四本ほどの筋が深く刻まれていて、細い目を上目遣いにして、Eさんはまるでショウロンポー先生に詰問するかのように疑問をぶつけます。

「いえいえ、そんなことはありません。昔そうじゃなかったということは、今が病気なんですよ」と、先生はあくまで温和な物腰を崩されない。

Eさんは、職場の同僚や奥さん、義理の両親の名前などを次々と挙げ、あいつらのせいじゃないんですかなどと言いつのり、自分が会社に行けなくなった責任を、誰かに転嫁したくて仕方ないようでした。いくつものストレスをひとりで抱え込み、それらをコントロールする術さえなく、まるで倒れたコップから水が溢れ出すように、変調が彼の身体を蝕み始めたのは半年前からだといいます。原因不明の高熱、倦怠感、不眠、下痢と便秘の繰り返し……。上司からはノルマを突きつけられ、部下からは現場の不平不満をこぼされ、やり場のない憤懣から、彼は慢性疲労症候群を患ってしまいました。

「そういう過去のことにはとらわれず、これからどうするのかを考えていきましょう。誰それがいるからオレは幸せになれないとか、気持ちが晴れないなんて考えるのは変ですよ。少し薬を飲んで休んで療養しましょう」

あくまでも先生は穏やかにEさんを説得しつづけたのです。

三か月間の休職後、Eさんは職場復帰。以降、職場の理解を得て営業から事務職へ異動させてもらい、薬の服用と生活習慣の改善に黙々と取り組んできました。ショウロンポー先生の指導の下、アルコールを控え、規則正しい生活と適度な散歩を心がけ、会社人間だった反省から、家族団らんの時間を大切にするようにもなりました。

それから約九か月、冒頭のショウロンポー先生への感謝の言葉が、彼から生まれたのです。

「一年前には、たいしたことなんかないって思い込んでいたから、先生から『しっかり治しましょうね』と言われても、なぜオレがうつ病の薬なんか飲まなきゃいけないわけ?って、正直思いましたよ。口にこそ出さなかったですけど」

私はこのときのショウロンポー先生の言葉を、生涯忘れることはないと思います。先生はこうおっしゃいました。

「人は、山の頂上から中腹や裾野まで下りてきてしまうと、しだいにそれが自分の光景だと思ってしまいます。同じように、どんなに辛いことがあっても何とか我慢できちゃうと、しだいにそれが当たり前の自分なんだとあきらめてしまう。でも、再び自分の山の頂上まで登ってみたら、ああ、この清々しい景色こそ、自分が本当に好きな光景なんだって、実感できるものなんですよ」

ショウロンポー先生の言葉にEさんは黙って何度もうなずきました。見ると心なしか彼の分厚い唇がぷるぷると震えていました。

「おっしゃるように、自分が楽になってみて初めて、あのときは苦しかったんだなって思いますね。自分が苦しいことさえ、わかってなかったんだって……だから今は、当時のことも職場の同僚に素直に話せるし、何か悩んでいる人がいたら、以前とは違ったアドバイスができるんです」

Eさんの訥々《とつとつ》とした話は続きましたが、私は思わず椅子から立ち上がって背中を向けてしまいました。自分が泣いているのを気づかれたくなかったからです。

――人は温かい庇護の下にいてこそ救われる。

ショウロンポー先生の姿を見つめながら、私にはそんなシンプルな事実が、ストンと音でも立てるようにして腑に落ちました。先生とEさんの間には、何の利害関係もないのです。けれど先生は彼を庇護していました。とはいえ、多忙であるショウロンポー先生は、血圧を測り聴診器を当ててEさんが診察室を出た直後に彼のことは忘れてしまい、瞬時に、新しいカルテを見ながら次の患者さんに関心が移っています。そうして切り替えないと身体がもたないからです。それでもショウロンポー先生は、一人ひとりの患者さんを、プロフェッショナルな第三者として庇護されています。

利害関係のない専門知識を持った第三者のほうが、心身のバランスを崩した者にとって、すぐれたアドバイザーたりえる。私がそう実感できた瞬間でした。

人は、誰もが人を助けてあげられると同時に、誰もが間違った方向へ導くこともあります。弱っているときは、まず温かい庇護の下はどこかを探すことから始めることが肝心ではないでしょうか。庇護の下にいてこそ、救われる機会があるのではないでしょうか。


庇護は、溺愛や偏愛、あるいはエコ贔屓とは違います。些細な違いのようですが、与えられる側には大きな影響の差が出るものです。

かつて、私も、温かい庇護を渇望しながら得られずに、ひとりで苦しんでいた時期がありました。ショウロンポー先生に、それを話したことはありませんのでご存知ありませんが、苦しんでいたころ、私は適切なアドバイザーをなかなか見つけられませんでした。性格上、家族や友人にもうまく相談できませんでした。あの時期にもっと早く、専門家のアドバイスを受けていればよかったと、後悔もしています。

心身ともに弱っているとき、人は往々にして、少しでも自分にやさしい言葉をかけてくれると、藁にもすがる思いでその人にしがみつこうとするところがあります。しかしアドバイザーと思った人が、必ずしも正しい道へと導いてくれているとは限りません。けれど、目の前の相手の他にアドバイザーの当てがないと思い込んでしまっていると、この人の言うことさえ聞いていれば、なんとかなると信じてしまうのです。

わざわざ専門家にお金を払って診てもらうほどのことはないだろうと、決め込んでしまうのです。

ところが、私の場合もそうでしたが、スムーズに立ち直らないと、アドバイスをしている側に苛立ちが募り「自分の言うとおりにしていないからだ！」とダメ出しを始めてしまうことがあります。このあたりが、庇護と、偏愛や溺愛の違いです。このような状況下ですと、いつまでたっても進歩がなく、両者の苛立ちや苦しみが続くうちに「しょせん、こんなもんなんだろう」「これで終わりなんだ」「仕方がない、あきらめてしまおう」と、山の頂上にたどりつく前の中腹あたりであきらめてしまうのです。

自分の山の頂上へ戻れとおっしゃったショウロンポー先生の話は、かつての経験から、胸にこたえました。

患者さんと共振する私

シンクロニシティという言葉があります。心理学者のカール・ユングが考案した言葉で、簡単にいえば、「意味のある、偶然の一致」のことです。患者さんと共振する私も、シンクロニシティを体験しているといえるでしょう。

先のEさんにしても、こみ上げるほどの感情を私が持ったとしても、彼とお互いの過去の苦しみを分かち合って話をすることは一度もなかったわけですし、これからもありえないのですが、病気の苦しみを克服してきた彼と、そのときの私は確かに共振していました。人にも言えない悩みを抱えて苦しんできたのは、私ひとりじゃなかったという共振もありました。この先に、どんな災難がまた振りかかってくるかはわからないけれど頑張っていきましょう――と、言葉に出さずに叫んでいたかもしれません。手前勝手ながら、ささやかな連帯の涙でした。恥ずかしながら、私は治療する側のひとりとしてその場にいながら、かつて苦しんでいた私自身を、Eさんに重ねて見ていました。

同時に、かつて自分が激しく求めていた温かい庇護の現場に、偶然いられる自分を確認することができ、人が庇護の下で治っていく経過に立ち会えたことで、私自身がすごく救われているという涙でもありました。

心療内科に行きはじめたころは、多くの患者さんの言葉に動揺し、共振している私がいました。それは彼らの口から語られる、時に怒りの、時に懇願の、あるいは自暴自棄な言葉だったりしました。

私は、在学中の大学院の指導教官の紹介で、ショウロンポー先生のところで研修をすることになったので、最初から先生を目指して来たわけではありません。ですから偶然の一致でした。

八年前に私は「元気になれるなら、死んでもいい」と叫び出したくなるほどのむなしさと、「死なないために生きている」という支離滅裂な気持ちを抱えて、社会から逃げこむようにして、聖路加看護大学、そして東京大学に駆け込んできたのかもしれないのです。

それでも私なりに前進してきたのかもしれません。心療内科の現場にたどり着いたことは、私にとってシンクロニシティ、「意味のある、偶然の一致」だったと思います。ショウロンポー先生とEさんのやりとりに、私自身が心を救われ、励まされたことでそう悟ることができました。かりそめにも患者さんを治す側にいながら、私自身がショウロンポー先生の言葉によって、少しずつ癒されていました。もちろん、先生ご自身は、私のそういった経歴をまったく意識されていないことも、庇護の下にあることの証明ではないかと思います。庇護の環境とは、無条件のものであり、個人的感情を超越するところに存在するのかもしれません。

私が精神的に追いつめられた経緯については、次の章で書くことにします。ある事件をきっかけに、私は芸能界から石もて終われた逃亡者だったのです。

第4章 死ぬことを考えた日々

内臓を抉り取られたような痛み

失ったものの大きさは、その後、その人が乗り越えてきた事柄の大きさから推し量ることができるかもしれません。これは、私の偏見かもしれませんが、失ったものが大きければ大きいほど、自分でも意外なくらい、大きなことに挑戦できるものです。最初はとても無理かもしれないと思ったことでさえ、どうにか乗り越えられることもある。おそらく無意識のうちに、失ったものを早く取り返さなくてはと、人は本能的に、夢中で努力をしているのかもしれません。

私が失ったものは、仕事でした。失業です。そのあとに残った感触は、まるで内臓を抉り取られたような痛みでした。あまりに痛みが大きかったので、取り戻そうと願う気持ちも大きかったのだと思います。

もし八年前に、ショウロンポー先生のような方に出会っていたら、もっと早く救われていたかもしれない——第1章で書いたように、私は心療内科で先生のアテンドとして働きながら、そう思わずにはいられませんでした。

心療内科の存在がまだ一般的とは言いがたい現状を考えれば、当時の私のような方は、今なおたくさんいらっしゃるでしょう。ストレスコントロールという言葉さえ、八年前の私は知りませんでした。

私は、独りで学問に救いを求めました。薬も処方してもらいませんでした。自分で自分を治療してきたようなものです。だから、長くかかりました。

これからお話しすることはずいぶん昔のことなのですが、それでも書いていると、だんだん当時の感情がフラッシュバックしてきて、精神的に揺さぶられます。正直言って、大変辛い。余計なことまで書いてしまいそうですが、許してください。

＊　＊　＊　＊

自分の家が、突然、テレビカメラに包囲されることを想像していただきたいと思います。テレビでよく見ていらっしゃると思います。たとえば、新聞を読みながらでもいいですし、台所で食事の用意をしながら、夜のビールでも飲みながら、テレビカメラに囲まれている人の家の映像を眺めて、「へぇー」とか、「なんだよこれ」とか、つぶやいてスイッチを切る。その瞬間に、「なんの話だったっけ」と、自分が見た内容の大半を忘れてしまう人だっているでしょう。でも、その映像の対象になった人や家族は、スイッチが切られたあとも「なんの話だったっけ？」にはならないのです。ずっと、針の筵《むしろ》の上にいるような状態で、テレビカメラに囲まれているのです。

私の家も例外ではありませんでした。

一九九九年二月に、私の家は家族が出入りできないほど、カメラに囲まれました。「不倫疑惑」というタイトルで、私が週刊誌の記事になったからです。「石井苗子、一七歳年下の独身男性愛人が発覚、その愛人宅に投げ込まれた謎の全裸写真」といったような見出しで、週刊誌が書き、次々とマスコミに書き立てられました。愛人と書かれた青年は、自分で週刊誌にネタを持ち込み、記事が発売された同日に、都内の警察に逮捕されました。容疑は、私への脅迫容疑でした。青年が逮捕されるまで、私に対する取材はひとつもありませんでした。

その後も、留置所からマスコミ関係者と接見することで、青年はインタビューを受けつづけたのだと思います。逮捕後、私に関するスキャンダル記事は、だんだん大きくなっていきました。

私の生活は、あっという間に、失われた過去になっていました。

日を追うごとに膨れ上がっていくカメラや取材から、私の家族は、どこかに避難しなければなりませんでした。見知らぬ人たちが、玄関のチャイムを昼夜を問わず鳴らし、スキャンダル記者たちが近所の家々を訪れ、私のこと、家族のこと、近所付き合いのことなど、根掘り葉掘り訊いて回る。朝、出勤する夫や、学校に向かう子どもたちに、走りよっていってカメラやマイクを突きつける。私の妹は、「この家の者ではありませんから」とまで言わなければなりませんでした。まるで、私が犯罪者になったかのような雰囲気でした。

これほどの公然たる暴力はありませんでしたが、何をされても言われても当然の報いだと、犯罪者のように扱われました。当たり前のように、バッシングが繰り返されました。

ご近所に、菓子折りを持って謝りに回りましたが、自分に向けられた社会のまなざしの厳しさは、耐えられないほど深く、胸に突き刺さっていきました。中には、「そんな気を遣わんでもいい。どーんと構えていればいい。どこへ逃げ隠れせんでも」と励ましてくれたご近所もありましたが、申し訳なさでたまりませんでした。

家族が苦しもうが家に住めなくなろうが、それはもう、誰のせいでもない、あなたが自分で蒔いた種だ――こうした非難に、内臓を抉り取られるような痛みを感じました。

「こんなことになったのは、全部あなたが悪い。言い訳するな」。これを認める悔しさは、まるでハラワタをひっつかんで、引っ張り出しているような感覚でした。そんなことは人間ができるわけはないのですが、そんな感じだったのです。これまで味わったことのない痛みをともなった、取り返しのつかない、悔しさでした。

当事者の生活と報道の落差

「不倫の挙句に、相手の青年を警察に逮捕させた女」——バッシングは週刊誌からテレビのワイドショーへと広がり、家族はしばらく遠い親戚に預かってもらい、私は、友人の家にお世話になりました。友達が何人か家に泊まり込み、マスコミや、いたずら電話に対応してくれました。結婚のありがたさ、他人の親切の重みを身に沁みて感じていましたが、他人の家に長々とお世話になれず、私は都内のホテルに監禁状態でした。一家バラバラです。

夜、家に戻ると、バンのような車がひっそりと家の角に停まっていて、ガラガラガラッとドアが開き、「すいませ〜ん、よろしいですか〜?」と、カナきり声が追いかけてきます。裏隣のお宅からお庭の塀を越えて、家族をそっと家に入れていただいたことがあり、なんで正面から入れないのかと、夫に泣かれました。郵便受けに入っていたものを見れば、自分が置かれた立場を浮き彫りにしていました。

「町内の者だ。以前から高慢ちきなオンナだと思ってたが、よくもしゃーしゃーと『不倫やってません』だなんて言えたもんだ。あきれて物が言えない。草葉の陰で、死んだ父上が、さぞ泣いていることだろうよ。そんな女と同じ町内かと思うと胸糞が悪くなる。とっとと出て行け」

名前のない葉書でした。文章から中年以上の男性だとわかりましたが、私に対する恐ろしいほどの嫌悪が感じられ、その場にしゃがみこんだのを覚えています。私はこの葉書をずっと取っておきました。これを読んでもしっかりしていられるまで、言葉の暴力や屈辱を忘れないため、そう心に決めて取っておいたのですが、最近になって破きました。破いたときも、しゃがみこんでしまいましたけれど、やっと、もういいかと思えました。

〝ストーカー〟という言葉も、事件当時は、もの珍しげに書かれました。ストーカー規制法は平成一一年に成立しましたが、私の事件のすぐあとでした。「相手に自分の感情が受け入れてもらえないと、執拗な追いかけを繰り返し、徐々にその感情がエスカレートして、追いかけ回す行為が強まっていく」――これが、ストーカー行為の基本です。

人間の感情のすれ違いは、それまでのいきさつが様々であることが多く、行為の是非の判断が難しいこともあり、ストーカー規制法をめぐる議論はたくさんありました。そもそも追いかけられるほうが悪い、法律で取り締まる問題ではないという考えが強くあったのです。しかし昔と違い、メールや留守番電話機能など、あらゆるコミュニケーション手段を使ってストーカー行為を起こせば、被害者は逃げ場を失い、日常生活ができなくなるところまで精神状態が追い詰められてしまうことも多く、単純に当事者同士の問題では、片付けられない時代になったのでしょう。

法律ができた背景には、被害者は何をされても仕方がないと見るのは、社会の偏見なのではないかという「市民のまなざし」のようなものが動いたのではないかと思います。当時この法律が定着していたら、私の事件も少し違っていただろうと思いますが、悔やんでも仕方ありません。

青年は、私への脅迫容疑で逮捕された後の取り調べで、ストーカー行為が証明されたことになります。家族を殺すとまで脅迫した青年は、逮捕歴がついたことで社会的制裁を受けたと、マスコミはそう判断したのでしょう。あとは私へのバッシングに狙いが定められました。

私は、〝不倫隠し〟という汚らしい言葉で表現されました。

芸能人の不倫は、話題だけなら、なんら珍しいことではありません。不倫スキャンダルを買ってまで売ろうとする人さえいます。事件直後、テレビ局を歩いていると、ある女性キャスターが近寄ってきて「書いてもらえるだけ、アナタまだましよ！」と正面切って言い放ったことがありました。不倫は、何があったかではなくて、誰が起こしたかに焦点が当てられる。週刊誌に書いてもらえるほどアナタって存在感があったのかと、彼女は言いたかったのでしょう。

スキャンダルは、そのときの当事者の態度や、芸能界でのポジションで、バッシングの強さが左右されるものです。「マスコミ対応は戦争のようなものだ、アナタは書いてもらえるだけまだましだった、負の遺産を利用して生き残っていける」。そう言った女性キャスターのアドバイスに、残念なことに私は対応していくだけの体力がありませんでした。必死で反発しましたが、マスコミの大半に、悪い印象で受け止められてしまいました。出だしから、すでに負けていました。

「不倫ではありません。脅迫状をポストに投げ込んだり、家の周りを車で回ったり、マネージャーに金銭的解決を要求してくるまでのストーカー行為は、犯罪ではないのですか。

写真についても、私のあずかり知らないことです。これは暴力です」と、不倫を否定しましたが、「セックスしたんですか、むこうはあったと言ってますよ」「どっちが本当のことを言っているのですか」「写真は石井さん本人ですか」――質問はこれだけの繰り返しでした。さらには自宅にまでやって来て、子どもに「お母さん、家の中でケンカしてた？」、夫に「だんなさ～ん、不倫のほうはどうなんですか」とマイクを突きつけるのです。どんな私の弁明も、不倫の言い訳として書かれました。

マスコミが〝不倫〟とタイトルしたことに「おかしいじゃないの、不倫はむこうじゃない。人のものを取ろうとしたんだから」とラジオでコメントした女性がいましたが、共演者の男性は「だからさ、あの人自分が独身だと偽ったんだよ、オレだって知らなかったもん、結婚してるなんて」と言っていました。お二人とも、私の知り合いではありません。事件と無関係の人たちのこの会話で、バッシングの根幹は、不倫の定義なんかじゃないことがわかりました。私がその若い男を騙したように、私は芸能界を騙していた。視聴者も騙していた。これが私へのバッシングなのだと、そのとき悟りました。

私が結婚していることを知らない人は、周囲ではひとりもいません。もちろん逮捕された青年もその家族も、私が既婚者であることを知っていました。それでも「二七歳と偽って石井は男に接近、交際を開始」と、地下鉄の中吊り広告に書いてあったのを見て、すでに四〇歳を過ぎていた私は、「どんな人でも私を一回見れば二七歳でないことはすぐにわかります」と反論するほど、マヌケな返答しかできませんでした。「若い年下男、騙して遊び捨て、あとは平然と元の生活へ？　悪女に天罰くだれ！」といった言葉が氾濫し、私の人間像は、日を重ねるごとに、一人歩きをしていきました。まるで、火あぶりでした。

当時は心の中で、これらは本当に、青年が記者に語った言葉なのだろうかという疑問が渦巻いていました。それほどまでに青年が私を恨んでいたのだろうかと。

問題は、青年の感情などではなかったことに気がつきませんでした。バッシングという「いじめ」の存在に気づかないほど、私はメディアに疎かったのだと思います。最後の記者会見では、大泣き状態で敗戦です。すでに、そのときは腹をくくっていました。

「地獄の底まで、今は何も言わない」

黙ると決めてからいっそう、バッシングは思う存分にいろいろな方向に拡大していきました。一度も会ったことがない歌手に「あの人、真っ暗な夜中にサングラスかけて歩いてんのよね～。もうやっちゃいましたって、居直ればいいのに」と、すっかり情報通になられたり、以前からテレビの情報番組で一緒にコメンテーターとして出演していた人たちのほとんどに、「ストーカーは不倫の代償」「不倫を否定しながらコロコロと言うことが変わり、往生際が悪い、言い訳がましい女」と発言されたり、「あの女はだいたい、日ごろから……」と、しまいには事件とまったく関係ない中傷が週刊誌に載ったりと、ありえないことまですべて、〝事実〟になっていきました。これが、バッシングにおける、メディアの法則なのです。

しばらくして、家に戻ってきた私の家族は、離婚は成立するか、結婚詐欺で訴えられるか、などと週刊誌に追われました。こうして、私の精神状態がズタズタになっていくのを確認して、バッシング効果が出たことになるのです。

こんなことを言った人がいました。「今のマスコミのバッシングは一度決めたら、その人が死ぬまでやる。復帰できないところまでやる」と。

なぜ、これほどまでに断罪されなければいけないのか。私の何がここまで嫌われるのか。当時の私には、悲しいほどわかりませんでした。私のことを何も知らなかった人に、最初から悪い印象を持たれてしまった。これが、いちばん辛いことでした。

道ですれ違う人に指を指される。こんな辛いことはありませんでした。

焼け石に水の救急措置

芸能界では不倫事件など珍しくもないと書きましたが、であれば、どうして誰も私を守ってくれなかったのでしょうか。それは、私がメディアの世界で庇護してくれる人を、作ってこなかったからです。庇護やその環境、強力なバックボーン、そんなものを持てなかった私が、悪かったのです。

救急措置をしてくださった方々はいました。感謝の気持ちは今でも深く残っています。当時は無我夢中で、お礼すら言えませんでした。しかし、救急措置は、私の実力がないために、すべて、焼け石に水でした。自分を愛してくれる強力なバックや、かばってもらえるほどの人気がなければ、芸能界は次につながらないということなのです。

ワイドショーで、たったひとり、私をかばってコメントしてくださった方がいました。ところがまもなく、その番組を降板されてしまったのです。ご本人は「他にも理由はある」

とおっしゃってくださいましたが、私はあわててお詫びに行きました。すると悲しい顔をされ「とにかくみんな、アナタが大キライなんだもん」と、出演者が援護してくれなかった事情を言われました。全員一致で、私をバッシングする約束にひとりで違反したから反感を買ったと。一九九九年、二月の凍てつく風が吹き抜ける赤坂見附の交差点でその話をうかがい、私は歩けなくなってしまいました。

スキャンダルのすぐあと、ドラマの出演チャンスをくださったプロデューサーがいました。「なんで今、石井なんだってスタッフがうるさいからさ。なんでもなにも、そんなもん、何もないよと答えたよ」。やさしく慈愛心に満ちた幼稚園の園長先生の役をくださいました。本当にありがたかった。カムバックできる仕事のひとつを即座に提供する。この方に、きっとご恩返しするんだと、こぶしを握り締めて「悔しさ」をかみしめました。

テレビタックル時代にお世話になったビートたけしさんは、ご自身のレギュラー番組に、一回だけでしたが、すぐ推薦してくださいました。楽屋付近で、久しぶりにお目にかかりましたが、周りにスタッフがいるのも構わず「オレにはどうしてやることも、できないなー」と一言言われました。「ありがとうございます」と言いたかったのですが、声がつまって出ませんでした。たけしさんは本番中、相変わらずのブラックユーモアで私をからかって終わりました。

ＣＢＳドキュメントでパートナーだったピーター・バラカンさんは、事件のことにまったく触れず、事件のすぐあとに仕事の電話をくれました。「対談のお相手してくれない？ぼくのことよく知ってる人、業界にいないから」と。現役中は、お互いの意見が合わずに口論をしていたことを懐かしく思い出しながら、仕事をお引き受けしましたが、事件のことを一切口にされずに帰っていかれましたので、こちらもお礼が言えませんでした。相変わらず強気な女だと、安心されていたかもしれません。

若くしてお亡くなりになった消しゴム版画家のナンシー関さんは、スキャンダルを手厳しくバッシングすることで有名でしたが、「石井苗子は基本的に無防備。あの人のキャラクターは『高慢ちき』ではなくて『変』。なかなか面白い」と応援してくれたのですが、ナンシーさんともあろう人が腑抜けなことをと、どこかに書かれていました。

これらの人々の誠意が、当時はまるで焼け石に水のような効果しかなかったのは、すべて、私が業界でバックボーン作りの環境整備を怠っていたせいなのです。その後、救急措置をしてくださった人々と私は疎遠になり、お会いすることが少なくなり、時間が過ぎていきました。

どうしようもなく報われない葛藤

「週刊誌にさえバレなければこんなことにはと、思ってない？　タッチの差で惜しかったね」

これが、業界一般からのメッセージでした。簡単にいえば、一九九八年暮れから続いた脅迫行為に、翌年二月に青年が逮捕されるまで、直前の持ち込み記事「不倫疑惑」さえなければ、普通の出来事で済んだのに、一瞬の差が火を噴いて六月ごろまでバッシングが続いたのですから、しかも散々戦いに負けて、芸能人として残念だったわねという意味です。出来事は、残念で済まされるようなものではありませんでした。私の生活が、その間に、ひどいものになっていたからです。

家族の前では食事をするのですが、あとで全部吐いてしまうという摂食障害、「拒食症」にかかり、体重が一か月で八キロ、二か月で一三キロ減り、ガリガリの身体となっていきました。写真が残っていますが、どくろのような顔をしています。ホテルなどの回転ドアを押すことができず、ガラスの中で虫がもがいているようなみっともない姿をさらすほど、衰弱していました。

あっという間に、食欲、睡眠欲というものが減退していきました。食欲、睡眠は、副交感神経が作用するのでリラックスが必要なのですが、何か月もずっと怒っているので、甘いものばかりを一気に食べては吐き、お酒を飲んでは吐きを、家族に隠れてやっていました。立派な摂食障害です。

昼夜の区別もなくなり、夜は神経が逆立って眠れず、嗚咽と吐き気が、お腹の底からこみあげ、叫び声を出す。吐血したままトイレで倒れていたこともありました。「悔しさ」の感情が生々しく自分を支配し、家族が止めても、自分のことを報じるテレビのワイドショーをつぶさに見たり、雑誌類も全部読んで怒っていました。


何日かすると気絶したように眠り、夜中に起きだしては、テレビをつけるという精神状態でした。家族にテレビのスイッチを切られると、悔しくてまたつけるのです。すべてのメディアをチェックしようと、「誰が、私について、何をどう言うか」をメモまで取って、記録しました。週刊誌も全部読みました。「逃げまい、次にケンカをするときにはうまくやるんだ」と、激しい感情を真正面から自分に突きつけて、目をむき出し、ギョロギョロと人を睨みつけていました。家族は、きっとたまらなかったでしょうが、そんなことを考えている余裕はありませんでした。

「悔しさ」が生み出す、とてつもなく大きなマイナスのエネルギーは、邪魔ではありましたが、存在意義もあったと思います。おそらくそのエネルギーが、私を自殺から守っていたのかもしれません。「悔しさ」や「怒り」の感情は、精神的に健康とはいえませんから、強烈なストレス下にいたことも事実ですが、マイナスのエネルギーのおかげで、肉体も衰え、自殺する力も残っていないような有様でした。そして、家の中で私がやっていたことは、すべて報われない葛藤でした。ひとりで悔しがり、肉体を痛めつけ、得たものは何もありませんでした。

芸能人のリストラ

芸能人のリストラは、ビジネス界の失業と違います。スキャンダルが原因で失業するとは限りません。スキャンダルで以前より人気が高くなって、カムバックしてくる芸能人はいっぱいいます。

芸能人がスキャンダルで失業するときは、これまでのイメージがどうで、そのイメージがどう変わったかによるものなのです。決心したその時点から「スキャンダラスな女」に変身し、仕事が増えたという芸能人もいます。失業しないためなら、必死になるものです。そこには本人の根性もあるでしょうし、プロダクションの戦略と影響力もあるでしょう。

情けないことに、私にはスキャンダルを逆手にとってのし上がっていくほど根性もなく、またプライドも捨て切れませんでした。所属プロダクションも、そこまで要求はしませんでした。

「知的タレント石井苗子の不倫スキャンダル」という報道は、私の人格を全否定するような響きがあり、私の場合は、仕事を失う「失業」というかたちで、生活に跳ね返ってきました。これまでの自分がいなくなっていく「失業現象」です。緊急に仕事をくださった方がいらしたと書きましたが、応援してくれる人がひとりふたり現れても、次の安定した仕事につながる力にはなりえませんでした。まるで、砂に書かれた文字だったかのように、私の仕事はキャンセルされていきました。連載から、レギュラー番組から次々となくなり、マネージャーも辞めていき、戦力はいちどきに落ちました。

芸能界もビジネス界も、私が経験したことと同じ失業があると言ったビジネスマンがいました。社内スキャンダルによる失業です。「男がさ、社内不倫と女房のかけもちしていたらさ、なんか精神的に病気になったとか社内の女が上司に訴えて、そいつ左遷だよ！

セクハラ左遷だってさ。当節、男だってこれだぜ」。別のサラリーマンは、「電車で痴漢行為をされたとか言って、女が会社の上司に訴えてさ、身に覚えがないのに男が左遷。会社でも針の筵《むしろ》だったしさ、石井さんは女だけど、これと同じじゃない。男のくせに、週刊誌にネタ持ち込んで、もうなんでもありかー?」。ついでにこんなことも。「結局バレたもん負けでしょ? 悪いことやっても、バレなければ勝ち、バレたらゴメンナサイなんだ、ゴメンネとか言っちゃったらよかったんだよ」

ただ私の場合は、ビジネス界のように別の会社に移るという選択、つまり他で働く場所がありませんでした。

「やり直すったってね〜。テレビが市場なんだから全部のチャンネルでこんなことになっちゃ、もうやり直せないよね」。このコメントがいちばんこたえました。テレビのチャンネル以外にあなたの行く場所がないのだから、やり直す場所はないということです。

テレビの世界はイメージが大切。もともと私のイメージは、本来の自分の性格からはかけ離れているものでしたが、作り上げられたイメージは、死守しなければ生き残っていけなかったことを、事件が起きてから学習しました。

「生意気な意見をバシバシ投げて、威風堂々としている気の強い女」――私のこのイメージに、ファンになる人もいれば、鼻持ちならない女と忌々しく思う人もいる。女性ファンは、どこかで「フンなにさ！」と思っている。そんな複雑なイメージだったと、テレビ評論家に言われました。

だから、売れなくなって、いい気味だと思う人も大勢いる。ここでマスコミ業界の庇護がなく、大きな後ろ楯もなかったら、もう終わりだと言われました。事件が起きたあとで、本当の性格を知ったところで、誰の関心事でもない。これまでのイメージが命なのだから、スキャンダルはまず起こさないことが第一、そして、バレたら態度をはっきりさせて次のステップを決めること、このすべてに失敗したから、「失業状態」になったんだと言われました。

ニュース番組のプロデューサーから「ま、時間薬ってのもありますから。今は君をキャスティングするのは難しい。出演させるのに、いちいちどうしてか説明しなきゃならない。イメージが変わってしまったからな」。時間は、有限な資源なのでしょう。このプロデューサーとは、その後再会できず、電話でお話しする機会すらなく、他界されてしまわれました。

とてつもなく大きなマイナスエネルギー

「スキャンダル記事をでっち上げて週刊誌に売り込んだ青年が、石井苗子を失業に追いやった」と、「痴漢されたと偽って会社に乗り込んできた女性のせいで左遷された」は、同じ扱いなのか。そんな説明で納得がいくものか。それまでとは異なった感情が、一瞬、働いた日がありました。

自分は、何にいちばん怒りを感じているのだろうか、どうしていつまでもメチャクチャな生活をしているのだろうか。もしかしたら、青年に対する恨みは、とっくの昔にどこかに消えてしまっているのではないかと。

いつまでも立ち直れないでいるこの精神状態を作っているのは青年ではなくて、私を「失業」に追いやった「なにものか」のしわざではないかと思ったのです。「よく見えなくて、わからないもの」に対して、私は激しい怒りを感じているのではないかと気がつきました。つまり、いつまでも何もできないでいる自分自身に、激しい怒りを感じているのではないかと、気がついたのです。だから、どんな人の言葉にも納得がいかないのだと。

何もしていない自分。

これが、何よりも嫌なのだと、やっと気がついたのですが、冷静でいられる精神力がありませんでした。じっとしていると、ふつふつと、事件に直結した感情が襲ってきて、すべてこんがらがっていくのです。物事の優先順位がつけられないのです。「悔しい、情けない、なんでこんなことに」と、考えても仕方がないことをグルグル何度も味わうという有様で、実に時間を無駄に費やしていました。そして、恐ろしいほど大量のマイナスエネルギーを蓄積しているのです。複数の悪感情が合体して、大きなエネルギーを身体の中に作り出している。それが実感としてわかるのです。胸を締めつけられるような圧力と、目の中に指を突っ込まれるような痛さに、いっそ息が止まるとか、何かを失ってしまったほうが楽になるのではないかとすら思うのです。

これが「本当は死にたくないのに、ふと、自殺を考える瞬間」でした。

朝、目が覚めると、「こんなはずない」と思ってしまう自分もいました。すっかり失業してるのに「えーと今日は何曜日？　仕事はなんだったっけ？」と、しばらくぼおーっとしてから、「ああ、夢じゃないんだ」と、現実を確認しなければならない。そこには、現実を受容することができないイライラがありました。

芸能界で活躍していた人が麻薬におぼれたりするのを、私はいつもどうしてなのかと思っていましたが、理解できるようになりました。仕事がなくなるということは、どの分野のリストラでも辛いのでしょうが、芸能人は仕事が多いとチヤホヤされる分、何かが起こると周りの空気が一気に冷たくなる。そのときに、自分自身をしっかりと持っていればいいのですが、これがなかなか難しい。多くの人は心のバランスを崩すのではないかと思うのです。うつ状態に陥る人も多いのは、それまで成功してきたことが、自分の実力だけではなかったという事実を容認しにくいからでしょう。ここが、芸能人のリストラが、サラリーマンや、経営者と大きく違うところだと思います。

「まだまだ自分はやれる。人気はある」といったような気持ちがあると、なおさら売れなくなってからの現実が辛く、気持ちのギャップに落ち込むことになります。経営者もサラリーマンも、自営業者も、やり直すときは「一から」でしょうが、芸能人の中には、その「一から」がなかなかできなくて、苦しむ人が多いのも特徴です。

私も、朝起きると、ウイスキー臭さが充満している部屋にいたり、気がつくと、無意識に包丁を抱えている自分がいたり、それも、すべて現実なのですが、そのころは、どうしても認めたくありませんでした。気を遣ってくれる家族がいたことは大変ありがたいことでしたが、これがいちばん辛くもありました。「死にたい」などと、口が裂けても家族には言えないものです。稼ぎのない自分が嫌で、鏡をたたき割ったこともありました。

知り合いに打ち明けたことがありました。家族ですらどうしてよいやらと思っていることを、他人に打ち明けるなど、大変迷惑なことです。しかし、かなり信用していた業界の人だったので、思わず自殺願望を打ち明けてしまいました。

ところが、「本当に死んだら、ああ、本当に死にたいほど辛かったんだなと思ってやるよ」と言われました。「記者会見のときに、スタジオでピストル自殺してたら、格好よかったのに」とも言われ、愕然としました。

「だからアンタはダメなんだ」

ぜひ知っていただきたいことがあります。アドバイスについてです。前章でも書きましたが、人のアドバイスは凶器にもなります。「記者会見でピストル自殺しとけば、格好よかったのに」。これもアドバイスのひとつでした。おそらく相手は、私を励ましたつもりだったのでしょう。しかし、この一言を跳ね返すのは、大変なことでした。そのままフラフラと自殺していたかもしれません。いじめの問題のニュースを聞くたびに私は、人は人のアドバイスの残酷さに、もっと気をつけるべきだと思うのです。

当時私には、心療内科のショウロンポー先生のような客観的アドバイスをしてくれる人はいませんでした。家の中で人知れず、報われない葛藤を繰り返すことは、自分で痛みを養っているようなもので、こんな無駄なことはありません。いつも、誰かに癒されたいと か、人の温かい言葉を薬にしたいと望んでいながら、何も手に入れることができずにいるのですから。


そんな精神状態のときに、人のアドバイスの良し悪しの見分けなどつかないものです。それが、やみくもに従ってしまう危険を生みます。アドバイスは時に危険な道具になってしまうことを、知っていただきたいと思います。

とくに、利害関係のある人にアドバイスを求めるのは賢明ではありません。アドバイスをしているようで、実は、その中に嫉妬心があったり、アドバイスする側の利益になるようにしたいという意識が働いたりします。もっと始末が悪いことは、相手の弱気に付け込んで、できもしない約束をして安心させることです。たとえば、ローンを組むことを迫ったり、仕事の空約束をしたり……。私の場合も、芸能人と知り合いだということで有名になりたい人や、おだてて私ばかりを走り回らせ、先々で迷惑をかけ、何も仕事は持ってこない人もいました。

しかし心身ともに弱っていると、これらの魂胆になかなか気づかないものです。一心不乱に救いを求めているほうは、何もかも自分のために言ってくれていると思い込んでしまうからです。現在も私の周りには、利害を念頭においてアドバイスを送ってくる人が絶えません。毎回、あとになって気がつき、ガッカリすることが多いものです。

自己中心的な魂胆が根底にあるアドバイスに従っていると、「ありのままの現状」に行き着くまでの道のりを、遠いものにしてしまいます。これまでの私には、それに気づく知恵がありませんでした。事件当時には、多くのマスコミ関係者にアドバイスを求めましたし、それがカムバックへの最短距離だろうと思っていたのです。

これは間違いでした。アドバイスというのは、黙って相手の言うことを聴いてあげ、何日も考えてから答えると約束するものです。本来ならこのくらい気を遣ってもいいのでしょうが、私の会った多くの人は、その場の思いつきでアドバイスをしていました。批判だったり忠告だったり、単に自分の感情の吐露だったりすることが多かったように思えます。

私にしても、このごろになってようやく、適切なアドバイスとは大変難しいことだとわかってきたぐらいです。カウンセリングはもとより、アドバイスにしても、それを口に出して言うときは、もしかしたら相手の気持ちを傷つけてしまうかもしれないという覚悟が必要なのです。アドバイスをするということは、ある意味で、相手の人格を犯さなくては何も言えないのです。だからこそ言葉遣いに気をくばり、慎重に相手の心の機微を確認しながら、やらなくてはならない。手当たりしだいに何かを言うことは、逆効果になってしまいがちです。

「人格を犯す」とは、あまりにも語弊がある言葉のように聞こえますが、その人にいちばんいいだろうと思うことを思い切って提言することは、場合によっては、相手にもっとも辛い言葉だったりするものです。それによって、相手の人格を犯してしまうぐらい残酷な言葉かもしれないのです。アドバイスを求められたら、覚悟を持ってやるべきでしょう。これから言うことは、私が何日も考えたことだから、失礼に値するかもしれないけれど、聞いてくれる?ぐらいの前置きは必要かもしれません。

誰しも他人のことは、そう簡単にわかるはずもない。そこを超越して、アドバイスをしたりカウンセリングをしたりするのですから、いってみれば大変失礼なことをしているのです。しかし大抵の人は、そこまで深く考えずに何か言ってしまいがちです。もちろん、本人は誠意からアドバイスしているつもりなのですが、危険なことは、無意識のうちに、自分が日ごろから抱いていた感情で何かを言ってしまうことなのです。

マスコミ関係者はとくにそうでした。当時はアドバイスだと思って聞いていましたが、あとになって、そうではなかったと気づくことがありました。

「おまえのことを知らなかった人だって、いっぱいいたんだけど、今度のことで、石井苗子の最初の印象が、往生際の悪い〝不倫〟キャスターになっちゃったんだよ。人ってさ、仕事で知り合うか、偶然知り合うか、あとはメディアを通して知るしかないよな。メディアを通した石井の、最初のイメージがこれだと、この業界で生きていくには希望ないよな」

これは、テレビの世界を知り尽くした大物の分析でした。それだけに、どんなにこの言葉が私にはこたえたことでしょう。でも、あとになって、これはアドバイスにはなっていないとわかりました。彼がこれまでの経験でそう言ったのでしょうが、希望がないとまで、断言できるはずはなかったのです。

他にも、今にして思えばアドバイスではなかったとわかるものがあります。

「事件は招いたほうが悪いとなれば、加害者に同情が集まる。マスコミバッシングも正しいと感じなかった？　アナタに対して言ってたことは、全部、当然でしょ」

「犯罪者を作った被害者が悪い。そういう見方も正しいとは思わなかった？　やってないと不倫を否定したアナタの発言に、社会の目は厳しかったわけだ」

こうしたことを、仕事を一緒にして親しかったテレビプロデューサーに言われれば、とても悲しく響きました。面識のあるメディア関係者や、広告代理店の関係者に会ってもらうこともしました。大手のプロダクション関係者は、にべもなく門前ばらいです。人を介して、大手のプロダクションの方に会っていただいたこともありましたが、アドバイスではなく、さらなるバッシングが返ってきました。

「カムバックの努力したいったってね、きみ。この業界は、努力なんかでどうにかなるもんじゃないんだよ。タレント抱えて、みんな手一杯。うちでは預かるつもりないから。よく来るんですよ、頑張りますからよろしくお願いしますって、自信過剰な人ね。昔とった杵づかってやつですか？　もてあましてますって、まさか直接言えないしね」

不安定な精神状態でありながら、拒食症で痩せていながら、こうしたアドバイスを真に受けて、私はめいっていました。空き時間を見つけては、自分でアポイントメントを取りつけ、できるかぎり多くの人たちに会い、助言を求めましたが、返ってくる言葉はアドバイスではなく、結局、私の失業対策にはなりませんでした。

「この際マスコミを卒業して、やりたいことを他で探してみたら？」と言われ、「スパゲッティの味が落ちて、客足が遠のいたレストランなら味の研究をする。私がマスコミで味が落ちたタレントになった理由はどこにあるのか」と食い下がると、「ちょっとかんべんしてよ、肩の力抜いていきましょうよ。失敗は失敗で同じでしょ」と、笑われました。

しかし、どうしても肩の力は抜けませんでした。新幹線の中で、有名な弁護士の先生が同じ車両にいらしたのを発見すると、思わず隣に座り「私をご存知ですか」と聞いてアドバイスを求めました。そのことがどうして週刊誌に載ったのかわかりませんでしたが、後日、「この私を知らないかとばかりに話しかけた石井に、先生もビックリ！」と見出しになっていました。そうではなくて、私のことを好ましく思っていなかったら相談をあきらめようと思って、私のことをご存知ですかと、お尋ねしたのでした。今思えば常軌を逸していますが、当時の私は必死の形相で、あたりかまわずという感じでした。

人はめいっているとき、賢人や有名人の本を読んで、何か美しい話にすがりたいと思うものです。私は太宰治の小説を読んでも理解できない鈍感な人間でしたが、彼が芥川賞をくださいと、川端康成氏に直訴したというエピソードを読んで、気持ちがよくわかると涙が出ました。

身体の半分は自殺願望、残りの半分で、親戚に顔向けできるような挽回のチャンスをくださいと言って回る。その気持ちがよくわかると、よせばいいのにある人にそう言ったとき「あんた、自分を誰だと思ってるんだ？　太宰だ、川端だとよくもまあ、凡人は凡人のなりをしていろ」と言われました。

おろかなことに私は、一九九九年四月から聖路加看護大学に復学したにもかかわらず、こうしてずっとマスコミ関係者にアドバイスを求めていました。

「スキャンダルのあとは、聖路加看護大学に復学ねえ。やさしいイメージをカネで買う女、看護大学という献身的な語感の大学に通うことで、過去を消そうとしている女、どこかにそう書いてあったけど、なんでまた大学なの？」

その日に、週刊誌を買って読みました。

「セックス＆ジェンダー（身体的な性と社会的な性）の講義に出席する石井苗子。ストーカー騒動後は看護大学で『性教育』を猛勉強中」とありました。

これほどまで、目の敵にされてしまうのであれば、周到な準備をしなくてはマスコミの世界に復帰できない。そう思って人に会っていましたが、大半は私を受け入れてはくれず、会えば会うほど、親しいそぶりもだんだんと影を潜めていきました。

「テレビに出るなとは言いませんが、今は未練を捨てて学業に専念しなさい」
「アンタね、芸能界で中途半端に成功したから、未練が残るんだよなぁ」
「あなたの小さい事務所は力がないから、芸能界復帰は難しいんじゃない」

これらはすべて、アドバイスのように聞こえて、アドバイスとは言えませんでした。こうした言葉の効果は、気持ちが落ち込むことにしか貢献しませんでした。

現在私がヘルスケアカウンセラーになったから言えることかもしれませんが、こうした発言は感情を吐き出しているだけで、いささかのアドバイスにもなっていないということです。人は人から相談をもちかけられると、ほんのちょっと頼りにされているようで、気分が良くなることがあります。すると、相談者の問題とは無関係な、自分が日ごろ感じていることを、その人に向かって発散するように言ってしまうこともあります。

いわゆる一般的な感想です。一般的な感想と、客観的なアドバイスはまったく異なります。ここがカウンセリングと、素人のアドバイスとの違いであり、相談者に対してここがいちばん、危険な架け橋となりうるのです。

こんなこともありました。

しばらくして青年が結婚したと警察から聞いたとき、私は、ああ良かったと思ったのです。それを業界の人に言ったことがありました。すると、途端に声を荒らげて、「そういう綺麗事を言うから、芸能界であなたは嫌われるんだよ。青年の足にコンクリートつけて、誰か海に捨ててくれないかと思ったことがあったとか、本当らしいこと言えよ」。眉ひとつ動かさずに、そう言われました。

私は、相談する人を選ぶ目がないんじゃないか、そう思われる方がいらっしゃるかもしれません。相談に乗ってもらった方々は、決して性格の悪い人ではありません。ただでさえ忙しいのに相談に応じてくださるのですから。ただ、私の人生の立て直しのアドバイスにはならなかったということです。

「だからアンタは嫌われる」

「だからダメなんだ」

これは、傷ついた人をさらに傷つける効果しかありません。こうしたダメ出しばかりのアドバイスには、癒しの欠片《かけら》もなく、さらに傷つけられることになります。それは、マイナスのエネルギーをさらに大きくさせる要因を潜ませていて、大変危険なものでした。

自分自身の整理整頓

「何か、これだけはやってみたいってこと、ないのかよ?」

ある芸能関係者にそう訊かれて、答えられませんでした。いえ、やってみたいことはたくさんあります。マスコミの世界で、あれもやってない、これもやってないと言うことはできました。そうではなくて、芸能界の他でと言われれば、何もありませんでした。

私は、芸能界で明確な計画を持っていなかったことも事実です。これは、この業界では最低な態度でした。自分の過去を整理整頓してみると、それがよくわかりました。

二〇代で両親を相次いでガンで亡くし、膨大な相続税と、年老いた祖母と病弱な妹を抱え、そのうえに結婚して自分の家族も作りと、私は長女でしたので、とにかく稼がなければなりませんでした。それが芸能界に入ったキッカケです。とりあえずといったような感覚で、芸能界に関係を持ってはなりません。この点だけをいえば、最近のタレント志向の男女が、まず大手プロダクションのマネージャーにしっかり擁護してもらうところから始めるというのは、大変賢明な判断だと感心しています。自分の好みを捨てて計画を立てるところから始めなければ、この業界では成功しないのです。

私は、大学を卒業したあと、農林水産省の外郭団体で同時通訳として働いていました。少しでも時給のいい仕事を求めて、たどり着いたのがテレビ番組「CBSドキュメント」の初代キャスターでした。政治家やマスコミのコネはまったくないまま、何の戦略もなく、テレビ番組のキャスターをやり、それがキッカケで演技経験もないまま映画に抜擢されるといった経歴は、恵まれてはいましたが、行き当たりばったりに身を任せていただけで、背景に強力な後ろ楯を作っていく作業をしてきませんでした。

結果、いくら仕事をしても、総合的な実力に成長していきませんでした。一九九九年に起きたスキャンダルは、この一見恵まれていた環境が、実は虚像だったことを証明したかたちとなりました。スポンサーはおろか、自分の精神的バックグラウンドさえ、私には何もなかったということがわかりました。これが挫折感を大きくさせた原因です。

「知性派キャスター」とか「バイリンギャル」「キャリアウーマン」は、一九八〇年代後半から九〇年代にかけての流行語でした。英語をあやつり、男性に負けじと意見を言い、仕事をするといった女性像を象徴したキャッチフレーズでした。英語が話せるキャスターがマスコミに重宝されるようになったのもそのころです。時流にのせられて、メディアでどういうイメージに作り上げられていくのか、自分の性格とのギャップがどこにあるのか、人から向けられる羨望や嫉妬はどこにあるのかなど、こうした大切なことを一度も考えずに、舞い込む仕事だけをこなしていた私は、芸能人として失格でした。

作られていく自分のイメージを確認しながら、次に何をやりたいかを明確にして、着実にイメージを変えていかなければ、芸能人は、どこかで行き詰まってしまいます。そこには、業界の後押しや、プロダクションとの連携が必要とされます。決して、ひとりで生きていける世界ではないのです。

ズバズバ意見を言う私のテレビでの姿は、女性からも男性からも、「高慢ちきな女」と見られていました。派手な印象を持たれ「出しゃばりで、調子ぶっこいてるオンナ」となっていました。ファンもいたかもしれませんが、忌々しく思っていた人も多かったわけです。「使いたくなくても、しょうがないから使ってるんだよ」とディレクターに言われたこともありましたが、当時はその意味すらわからないほど、私は業界の常識に疎い人間でした。自分ではない人間がメディアで一人歩きしていたことを、もっと自覚しているべきでした。自覚せずにマスコミの仕事をしていたことが、挫折を大きくしました。「冷たいオンナ」のイメージが自分にあったことを、スキャンダルが起きて初めて気がつきました。「トーク番組なんかで、男性ゲストをさばいていたような印象だったオンナが、自分のこととなると、まったく煮え切らないあの態度じゃないか。そのギャップが、騒動を不透明なものにしてるんだよ」というコメントがありました。これを読んで、ああ、そうか確かに煮え切らなかったのかと自覚しました。事件当時は、取り調べ中はマスコミに話をしないようにと警察から釘を刺されていましたし、記者会見で何をどうしゃべっていいのか、頭が整理できず、往生際や歯切れが悪かったという非難をあまんじて受けなければならなかった私の苦悩は、当然理解してはもらえなかったわけです。いったい、トーク番組で男性をさばいていたのは、誰だったのか。もはや、自分で自分がわからなくなっていました。

罪は罪、人は人

まったくお人よしな話と響くかもしれませんが、私は、青年が週刊誌に記事を持ち込んだことすら、信じられませんでした。冤罪の痴漢を会社に訴えられた人、社内恋愛の相手から社内でセクハラされたと上司に訴えられた人も、これと似た感情を持ったのではないかと思うのです。一瞬、「そんなことするはずがない」と思うものなのです。

目の前で起きている事実は、受容しなければならないのですが、「夢だったんじゃないだろうか」と思うのです。まるで時間軸の中で置いてきぼりになってしまったような、最初はそんな感覚がするのです。

私にとって、青年が逮捕されたことは、人生で遭遇したことがないショッキングな出来事でした。マスコミが「男をもてあそんだ挙句、飽きたら警察を使って逮捕」と書き立てるのをよそに、私自身の頭の中は、ショックで真っ白になっていました。逮捕は私が仕向けたことではありませんでした。マスコミが書いた中の数少ない事実に、青年の家族は私からお金を借りていたというものがあります。貸し借りがあるほど親しかったと中傷もされましたが、少しなりともご縁のあった人々でした。テレビで私がバッシングに苦しんでいる様子を見て、どう思われたのかと知りたくも思いました。「いい気味だ」と思っていたのだろうかと。釈放されて青年は、「周囲に迷惑をかけた」と証言していたようでしたが、そのころにはもう、ほとぼりが冷め、すべては終了していました。世間の関心は私にありませんでした。

人々が知らないことですが、青年だけでなく、当時は私もずいぶん取り調べを受けていました。取り調べを受けながら、一三時間もの記者会見をやったにもかかわらず、最後になって検察官に「罪は罪、人は人。裁判は取り下げてください」と私は言っていました。やましいところがある証拠だとマスコミに曲解されましたが、誰がなんと言おうと、どう書かれようと、そのときの私の正直な気持ちでした。それ以上、何も言いたいことがなかったぐらい、正直な気持ちでした。

青年を愛していたからではありません。逮捕された青年は、まだ二七歳でした。たとえ、自分の感情をコントロールすることが下手だった若人にせよ、前途のある人に逮捕歴を作ってしまったことや、裁判という経過をたどって、ひとりの人間に前科の記録を残すこともできる自分に、私は激しく怯えていました。

これまで私の周りに大勢いた、そして決して珍しいことではなかった、要領よく女を愛することにタケている男たち。そんな男たちと比べれば、青年はなんと不器用なことをしたのでしょう。

私も、不器用でした。青年のストーカー行為を、突然襲いかかってきた災難と嘆き、「どうして私がこんな目にあわなきゃいけないんでしょうか」と天を仰いで、怒りつづけることしかできなかったのですから。

それが取り調べの最後のほうになってくると、祈りにも似た気持ちになっていました。神に許しを乞うような感情があふれてきていました。検察官から「相手に、酌量の余地があると思われますか」と尋ねられたときも、「私は、自分が悪くなかったとは、ひと言も申しておりません」と答えていました。検察官は、しばらく黙っておられました。意味不明の回答と感じられたのかもしれません。

「私はまったく悪くありませんから」と言える自分があったなら、これほど苦しまなかったと思います。青年をストーカーにさせてしまったのは、どこかに無防備な自分があったからだという気持ちがありました。この先の人生に、未知なる人間関係が待っていたとしても、私はもう二度と無防備な自分にはならないと、そして誰とも正面から向き合わないと、心をかたくなに閉ざす決心をしていました。それは「酌量の余地」などという法律用語では片付けられないほど、強い感情でした。

「いいじゃない、うちに戻れば」の選択

仕事が減ると、仕事仲間のふりをしていた人はいなくなりました。私は、マスコミでお友達といえる人が二人しかいませんでした。ひとりはタレントの向井亜紀さん。深夜の情報番組で一緒になってから、私をよい方向に理解してくれている人です。ご自身も波乱万丈な人生を送られていますが、私に対する思いやりにいつも変わりがない、太っ腹の女性です。もうひとりは四〇歳で病死してしまったニュースキャスターの久和ひとみさんでした。彼女とは事件後、会えずに終わりました。この二人以外、ほとんどの友人から「カムバックは無理だ」と言われていたおかげで、私は自分がどの程度まで落ちていくのか、どのくらい仕事を失っていくのかを、早い時期から冷静に見ることもできました。

このまま何もしなければ、何も変わらないという気持ちだけは、一九九九年の二月あた

りですでにわかっていたのです。早く生活を立て直さなければ、というあせりを感じていたのですが、睡眠不足と、昼夜が逆転するくらい高ぶってしまう神経と、それをごまかそうとする深酒の日々では、何もすることができませんでした。

「時間をやり過ごせば、なんとかなるかも」とか「同時通訳の世界に戻って仕事をできないか」などと考えることもありました。しかし、転職はどこにもできないこともわかっていました。英語の世界に戻るなど、もってのほかです。私の英語力は、芸能界で働いているうちに腐っていました。

アドバイスが役に立たなかったと書きましたが、もっとも役に立たなかったものがあります。それは、「いいじゃないの、結婚しているんだから、うちに戻れば」でした。これほど屈辱的なアドバイスはないのですが、世間では、女は挫折して何かにめげたら、結婚するか、家事に専念するか、いずれも道としては正当とされています。

一見、温かいアドバイスのようですが、これがいちばん、私にとっては何の解決にもなりませんでした。私はこれまでも懸命に家庭を維持してきたのです。今さら家事に専念するとは、どういう意味でしょう。

もっと上手に皿を洗えということでしょうか。ずっと家事をやってきたのです。私には、外で働くことしかリハビリの道はありえませんでした。こうしたあせり、絶望、悔しさ、喪失感をいったいどこに、どうやって向ければいいのか。フラフラと何もせずに、目標を持たずに、あれこれ心の寄り道をしているときは、進むべき進路がまったく見えていないものなのです。

聖路加看護大学への復学という選択

どす黒く、分厚い雨雲のように覆いかぶさってきて、締めつけるように痛めつける、まずこのマイナスのエネルギーを、どうにかしなければならない。どうにかしてこの地底に渦巻くエネルギーを、空に向かって前向きなエネルギーとして爆発させなければ、転換できない。

聖路加看護大学への復学は、藁をもつかむような選択肢でした。一九九七年に合格してから、すでに二年が無駄に過ぎていました。復学しなければ、合格も取り消されてしまうかもしれないところにいました。猛勉強の末、やっと合格したにもかかわらず、入学後一か月で、私は出席日数が足りず落第していました。翌年は休学、そして、この騒動でした。復学については大学側から何か言及されるのではないかという不安がありました。幸いながら、私の取り越し苦労でした。聖路加看護大学は、芸能界のスキャンダルで騒ぐような大学ではありませんでした。復学願いを出し、所属事務所には当分の間、大学に行かせてほしいと頼みました。

復学した一九九九年の四月に、キャンパスの学生をつかまえて取材した記者がいました。「身から出た錆、知性派キャスターの転落。ストーカー騒動のあとは、看護大学で『性教育』を猛勉強中」

「収入激減　石井苗子は看護大学へ自転車で通う毎日。ストーカー騒動何のその」

こんな記事を見ながら、自分にはもう、マスコミ復帰はないと思ったものです。地下鉄の中吊りでこうした中傷を見つめ、正直、大学という復帰の場所があっただけ幸せだったと涙が出ました。少なくとも守ってくれる、つまり庇護してくれる場所は確保したと思ったのです。「もう出て行けとは言われない。ここにしがみつこう」。そう思いました。学問をしたからといって、進路が見えてくるとは思っていませんでした。勉強では、お金は入ってきません。ただ、そのときは、学問にしがみつきたい心境でいっぱいでした。スキャンダル騒動から、わずか二か月後に、私は聖路加看護大学に復学しました。
自分がまだ生きていることをありがたいと思える――そうなりたいと願う心ひとつでした。

復学と自己嫌悪との闘い

復学当初、授業はわからないことだらけでした。何度も挫けそうになりました。そのたびに、一つひとつの講義にくらいつき、仲間からの協力を得ることで、ピンチをしのいでいきました。今度こそ、人生の脚本を書き直すためです。

「勉強は、唯一、人を裏切らないものです」。これは、大学を受験したときの家庭教師の大学生が言った言葉です。「男女差別も、社会差別もありません。勉強をやったのに、前より成績が悪くなったということはありません」。彼女の指摘が正しかったことを、入学後に痛感させられることになりました。挫けそうになるとこの言葉を思い出して、励みにしました。「差別がない社会はありません。が、勉強は個人差別をしません。教科書は人を選ばないのです」と彼女はよく言っていました。

聖路加看護大学の、急性看護や成人看護の講義は、私が受験で捨てた化学の高校レベルの知識を踏まえて行われたため、よくわからないことが度々ありました。その結果、再試や追試を何度も受けざるをえなかったのですが、家庭教師から教わった勉強方法で、留年することなく、なんとか切り抜けることができました。勉強は自分を裏切らないと確信しました。やらなければ落第する。それだけのことです。「試験には、試験の神さまが存在します」。これも家庭教師が言った言葉ですが、受験に限らず、一発勝負というのは、そうしたものかもしれません。

どうして大学を受験したのかを書いたほうがいいかもしれません。それは、私がタレントとして期限切れが来ると感じていたからです。使い捨てられるという恐怖心からでした。一九九五年ごろからそう感じはじめていました。TBS系列で八九年から始まった「CBSドキュメント」の初代キャスターとなって、六年ぐらいたっていました。

六年の間にプロダクションを三回変え、ほとんどの民放から出演依頼が来るようになり、コマーシャルにも出るようになったころの年賀状にはすべて「ご活躍ですね」とありました。そのころから、私は、この人気は廃れると冷静に考えていました。

「捨てられるなぁ」という諦念が、いつも心にありましたし、年齢も、四〇歳を過ぎていました。アメリカ留学の経験を持つというだけで、キャスターを演じることにも限界があり、疲れきっていました。確実な地力をつけるキャリアが必要でした。

バイリンギャルの先駆けということだけで、テレビ出演、講演といった仕事をこなすのは、過去の貯金を使い果たしているのと同じです。目減りしていく自分がよくわかっていました。それでも、仕事を続けられたのは、当時の時代の流れだけだったと思います。タレントの価値は継続性にもあります。そのときのギャラの額で、タレントの扱い方が違います。であれば、勢いがあるときに仕事を辞める人はいません。

しかし実力で生き残っていくためには、どこかで私の本筋になるような仕事を手に入れなければ必ず捨てられる日が来ると、当時の所属プロダクションに何度も相談しましたが、熾烈な競争の中で、私にひとつの番組の看板が回ってくることはありませんでした。大きな仕事を手に入れることができず、依頼された仕事を受けることで、時間が過ぎて行き、私はあせっていました。受験勉強を始めたのは、こうした経緯からです。


大人になってからの勉強は、難しいものです。それは、勉強に対する謙虚さがなくなっているからです。「そんなのもう、経験から知ってる」という気持ちが、謙虚になろうとする気持ちの邪魔をします。私も例外ではありませんでした。政治に詳しいはずもないのに、自分の経験から政治批判をしてみたり、アメリカなんか知りもしないのに、同時通訳で外国との交渉の経験があると、下手な外交的コメントを言ってみたり。とんでもない「錯覚二次現象」（知識があると錯覚して、専門的な感想を述べること）を起こしていました。まして語学の勉強は最初から舐めてかかってしまう。若いころ、あれほど努力を怠らなかった精神は、はるか忘却のかなたにあります。こんなことで、新しい外国語が習えるはずもないのですが、年を増すにつれて、学問や勉強に対する高慢な考えは、ますます強くなっていくものです。

聖路加看護大学に合格したにもかかわらず、タレントの生活を辞めなかったのは、おそらく合格したことで得意になっていたのではないかと思います。勉強より仕事が好きだったこともあります。収入が必要だったこともあるでしょうが、やはり、自分が学問に対しての謙虚さに欠けていたことがいちばん大きかったと思います。

学問への謙虚さは簡単なことでは戻ってこないことも知りました。独学を認めてもらえないところ、少々の勉強では資格を与えてくれないところ、専門家以外は認めてくれない分野、修業を積んだ者だけが許可される会話、そういった世界にむりやり自分を押し込むことで、私は初めて謙虚になれるのではないかと思いました。医学の分野を選んだのは、こうしたことからです。途中で挫折したら何も認めてもらえない厳しい道であり、さらに、女性が母性ややさしさを全面的そして最大限に前にさらけ出しても、反感を買われることはない分野だろうとも思ったからです。

聖路加看護大学にギリギリで復学したのは、私がスキャンダルで失った過去の生活も、敗戦したマスコミの市場も、もしかしたら「学問」が取り戻してくれるかもしれないと期待したからです。現在ある情けない自分を、救いたい一心からキャンパスに通いました。資格を取って医療的なアドバイスができるようになりたい。そうしたら誰も文句が言えない人間になれる。「生意気で高慢ちきなオンナ」なんて言われない。人が私の言葉を受け入れてくれる日が、またやって来るかもしれない。

子どものこと、命のこと、死生観について、語れる人になりたい。新鮮な私になって、また人とコミュニケーションをとりたい。

これが、私が聖路加看護大学に復学した動機でした。

「ダンゴ三姉妹、ストレート、現役組」

大学の授業についていくのは大変でした。講義はよく「聞こえない」、黒板の字がよく「見えない」、そして、講義内容がよく「わからない」の「三重苦」なのです。三重苦なワタシとか、自虐的な気持ちから仲間にふざけて使っていた言葉でしたが、笑いごとではありませんでした。

まず、若い同級生たちと座っていると、彼女たちのおしゃべりで教官の声がきちんと聞き取れないことに苦労しました。また、彼女たちは講義中居眠りをしているのに、なぜか必要最低限のノートはきちんととれている。それは少し前まで、現役の高校三年生だったからです。

私にはそんな器用な真似ができません。長いこと鉛筆を持っていませんでしたから、ノートがとれず、しかもすぐ疲れてしまうのです。黒板の字を読みとることからも遠ざかっていました。見えない、書けない、そのうち黒板の文字が消されてしまう。途方に暮れました。記憶力は、栓のないお風呂の浴槽のような状態ですから、ドンドンお湯が抜けていくようにたまったはずの記憶が消えていきます。講義内容を、覚えて理解することは、死活問題でした。

私は、そのころ対人恐怖症めいた状態だったこともあり、友達も作れず、人の集まるところには行けず、教室での勉強も苦痛でした。勇気を持って、ある日から最前列に席をとることにしました。メガネも新しくしました。ひとつの講義も無駄にできませんでした。

出席日数が足りずに落第した過去を思い出すと、巻き返さなければならないとあせってもいました。

嬉しいことに、同じ学年に、熟年女性が私を含めて三名いたので、「ダンゴ三姉妹」などと、勝手にネーミングして強制的に仲良くしてもらい、励ましてもらいました。二人とも、大変成績が優秀でしたので、ノートも貸していただきました。この「ダンゴ三姉妹」の他に、「ストレート」と呼ばれる人々がいました。別の大学を卒業してから就職せずに入学してきた学生たちで、聖路加看護大学では「ストレート」と呼ばれていました。高校卒業後に入学してくる学生は「現役」と呼ばれ、区別されていました。

「ストレート」たちは、哲学科や法学部など大学の学部を優秀な成績で卒業した人ばかりでした。当時はまだ、就職氷河期が続いていたからでしょうか、彼女たちは能力を生かした仕事をするために、より実務的な進路として聖路加に入り直していました。学士入学組は、「ストレート」と「キャリア」組がいます。二年生からみんな一緒に勉強するのですが、「今度の飲み会、よろしかったらいらっしゃいませんか?」と私に声をかけてくれたのは、ストレート組のひとりでした。彼女たちを通して、私は、若い学生と仲良くすることができ、「ダンゴ三姉妹」のメンバーとも気持ちを分かち合うこともできました。定期テストは、頭のよい天使のような六人のストレート組のおかげでパスできたと言っても過言ではないのです。私は、彼女たちに、心から感謝しています。

若さという名の「オーラ」

人間とは、手前勝手なものです。親子ほど年が大きく離れた若い学生と同級生ということで、お付き合いが広がるにつれて、少しずつ精神的に元気になっていきました。彼女たちと毎日会う。これが、何よりも効く抗うつ薬となりました。

聖路加看護大学は、学生数が少ないのが特徴です。一学年は七〇名ほど。昔から数少ない四年制の看護大学でしたが、卒業生は卒業後およそ二年半で、主任クラスに抜擢されることも珍しくなく、看護部長以上に出世するといわれる女性たちも少なくありません。こうした将来性を感じてでしょうか、緊張感がみなぎったキャンパスでしたが、対人関係に臆病なまま復学した私は、初めのころは、授業が終わるとそそくさと帰宅する毎日でした。

ところが、目に入ってくるはちきれそうな若さを前にしていると、鏡でも見ない限り、授業中に自分の姿を認識することはありません。自然と、自分も二〇代のつもりになっているのです。身の程知らずと笑われるかもしれませんが、これこそ朱に交われば赤くなる、なのです。人は年齢に関係なく、予想以上に、周囲の若さに影響されやすいことがわかりました。私が少しずつ「元気」を取り戻せたのは、彼女たちの若さの「オーラ」のおかげでした。

若い同級生たちが無意識に発散するエネルギーは、目もくらむほど強烈で強いものです。囲まれてみて初めて実感できる「オーラ」です。その溌剌としたエネルギーは、側にいるだけで、しっかりいただけるものなのです。同年代の友人たちから「なんで若々しいの？」と訝《いぶか》しげな顔で、密かにいい化粧品か、効果的な健康法の類でも始めたのかと聞かれますが、私の年齢が若返っているはずはないのです。顔にクリームを塗っても、シワはなくなりません。鏡に映る自分を見て、「ぎゃ！オバサン」と自分に何度も爆笑しているのです。その半面、格好も態度も、大学にいれば学生そのものに戻っています。

だんだんと、大学の廊下を胸をはって歩けるようになっていったのは、若い彼女たちの「オーラ」の栄養剤のおかげでした。大学に戻ったメリットはたくさんありましたが、若者の「オーラ」に励まされるというのは、めずらしい体験でした。

もうひとつありました。若い同級生たちのアドバイスです。業界関係者のアドバイスとは違って、とても寛容で率直でした。覚えている言葉だけでも、たくさんあります。

「女優さんの仕事、別に捨てなくていいじゃないですか」

「私も芸能人になりたいなー、自己嫌悪なんて、そんなこと言ってないで続けてください

よ」

「いろいろ大変だったようですけど、面白おかしく書き捨てて、マスコミは儲けてるだけでしょう！」

「これから、きちんと証明できるものを作ればいいんじゃないですか」

「石井さんがこの大学を卒業したこと、私が証明してあげます」

「ねぇ、キムタクに会えますー？　私、キム兄《ニィ》（木村祐一さん）でもいいんですけど」

こんなかわいい会話も含めて、彼女たちの年齢なりの気遣いと率直さが、あのころの私にはとてもありがたかったのです。彼女たちの屈託のない、無邪気なはしゃぎに救われたことは、芸能界で捨てられるのが怖いと大学受験を決意したときには、想像もしなかったことでした。

あれほどめいっていたのに、仕事を続けてみようかと思わせてくれたのも、若い同級生

のおかげでした。彼女たちは、「カムバックできない」とは決して言いませんでした。具体的に応援をしてくれたのです。たとえば、復学してから最初の仕事を引き受けたとき、テレビ局のメイク室にまで携帯電話をくれたストレート学生がいました。「大丈夫ですよ、調べましたよ。まだ出席日数は足りてるから」と励ましてくれました。

ストレート組に支えられ、私は落第することもなく、学業成績を辛うじて維持することができました。同級生たちの中には、優秀でプライドも高く、オール優でなければ嫌だという人までいました。成績優秀な子たちを目の当たりにする喜び、日本はまだ大丈夫だと思える喜び、そんな気持ちも、私を「元気」にしていきました。

定期試験が近づくと、大学のサロンのテーブルは、試験対策のミニ〝集会〟で占領されます。過去問題の情報が飛び交い、それぞれのテーブルで各自の試験対策マニュアルが披露され、活発な議論が展開されるのです。私もその中に交じり、ノートを借りたり、暗記物の覚え方を習ったりしました。「優」なんておこがましい、「可」でも構わない。とにかく進級して卒業したいと考えました。

「石井さん、大丈夫。何かわかんないところあったら、私に訊いて」

「ポイントを抜き出して、このカード作ってきたから、あと一日でこれだけ覚えて」
「教科書なんか読まない！　あたしのノート読んで」

こんな励ましと、定期試験前の慌ただしさが、私の神経を巧みに鎮め、紛らわしてもくれました。同級生にとって、私の人生なんて無関係だったのでしょうが、そのさりげなさが、とても心地よかったのです。

大学が唯一の居場所

大学は憩いの場所ではありましたが、はき違えてはいけないという危険信号は、いつも点灯していました。私には、看護師や保健師のライセンスを取得しても、新人として医療現場に出て行ける保証はないのです。こうした思いは、電車の中や、自宅近くの商店街を歩きながら、あるいは帰宅した瞬間に、蘇ってくるものです。そのたびに、心が宙に浮くような気持ちになるのです。

大学に通ってはいるけれど、卒業後の着地点がない。人生の先は、どこにあるのだろうとあせる気持ちがありました。人の数ほど生き方はあり、就職の機会も五万とあるというのに、私だけ仕事に復帰できないでいる。元気で真面目で、教室の最前列で居眠りもしない学生をやっているのですが、実は、居眠りしたくてもできなかっただけなのでした。まだ体重も元に戻っていませんでしたから、体力もなく、おそらく精神的にも十分安定はしていなかったのだろうと思います。

独りになると、激しく浮き沈みする気持ちをもてあましていました。夜になっても眠れずに、神経が一向に休まらない自分がいても、それを隠して、決して誰にも気づかれないようにしていました。

「このまま年を取っていく、何をしているのだ、早く仕事をしなければ」と深夜まで眠りにつけず、お酒を飲んでも、冴え冴えとして朝まで眠れなかったりしました。ストーカー事件以来の極度の緊張が肉体に現れていて、身長一七〇センチで四八キロは、勉強をするには痩せすぎていました。学問は、体力と胃腸が勝負です。頑張りがききませんでした。それでも、レポートや進級試験という課題を与えられ、学生としてそれをこなすために集中し、時間を費やすことで、孤独と不安を紛らわすことができました。ありったけのエネルギーと神経を、勉強に振り向けることで、どれだけ救われていたかわかりません。

無理やりに明るくしていたのは、間違っても大学の仲間たちから「あの人、少しヘンだよ」と言われたくなかったからです。四面楚歌になってしまったら、今度こそ居場所を失ってしまう、そんな恐怖がありました。キャンパスで嫌われたら、私の精神状態は今度こそ、大型トラックに踏まれた空き缶みたいにペシャンコにつぶされてしまい、自分で膨らますことは不可能だと思っていました。

復学した一九九九年の写真週刊誌は、自転車に乗って通う私を写し、取材も申し込まれました。大学の中まで私を追いかけてきた記者もいたりして、唯一の居場所でさえ、安全ではありませんでした。

家族の平穏さと私の不穏

「石井苗子を知らなかった人が、今回の騒動で初めて知ったイメージが、往生際の悪い〝不倫〟キャスターじゃね、タレントとして今後、厳しいよね」

事実であろうとなかろうと、一度ついたイメージや貼られたレッテルは消しづらい。そういう状況で仕事をしていくのは、難しいという意味のアドバイスでした。

「テレビに三日出ないと、タレントは三年忘れられる」。そんなたとえ話があります。私は、最近になってようやく、道を歩いている人が気がついて、名前を思い出そうとしている風景に平気になってきました。声をかけられると、微笑むことすらできるようになりました。以前のように指を指されてヒソヒソとしゃべるような様子に出会っても、さほど気にならなくなりました。

長かったですが、この八年間で、本来の自分を少しずつ取り戻しつつあるのではないかという実感があります。正直、今は挨拶されると、とても嬉しくすら感じています。

聖路加看護大学で毎日勉強ばかりしていたころは、いったいどこへ向かっているんだという葛藤がいつもありました。独りになると、首のすぐ後ろであのときの恐怖を感じるのです。そのたびに、もう振り返らない、前しか見ないと言い聞かせて大学に行っていたものです。ネガティヴな感情に引きずり回されないようにするには、恐怖心といつも戦っていなければなりませんでした。そのころは道や地下鉄の中で私のほうを見ている人がいると、この恐怖心が、まるで悪魔のようにニヤッと笑いかけてくるのです。「また仲良くしませんか」と言っているようでした。

「そんな環境じゃ、おかしくなっちゃうから、カウンセリングを受けたほうがいいよ」と忠告してくれる友達もいましたが、大学に通うことで、授業を受けることで治してみせるんだと、言い張っていました。トイレやお風呂場で、声も立てずに泣いてしまうことがあっても、家族の誰にも気づかれたくないという気持ちを強く持っていました。「どうかしたの?」と声をかけてもらっても、決まって「なんでもない」と答えていました。食卓で箸をつけずにボーッとしていたり、自分としては普通にしっかりしているつもりでいても、変な様子がしばしばあったそうですが、それでも大学に通っている私を見て、家族は胸をなでおろしていたのです。ですから、これ以上の迷惑や心配はかけられないと思っていました。

我が家には、とても平穏な毎日が戻ってきていました。その平穏さが、かえって息苦しかったのは、自分の中では将来について何ひとつ解決していなかったからだと思います。人は、元気になりかけたころがいちばん危ないのだといいます。これは、心療内科でもよく教育されることです。本当に疲れきっているとき、人は死ぬ体力もないのですが、少し良くなったかなと、家族も周囲も安心しはじめたときに、ふと衝動的に死んでしまう人が、統計的に多いからです。

私も聖路加看護大学のころが、いちばん危なかったのかもしれません。大学では元気、家では穏やかな生活を送りながら、神経が一向に休まらない。夜中に、家の庭に寝転がったまま朝を迎えたこともありました。何度も包丁を別な場所に隠されたこともあります。迷惑をかければかけるほど、気を遣ってもらえばもらうほど、家庭での身の置きどころがなくなっていく。平穏な空気を保とうとする家族の気遣いは、痛いほどわかっているのですが、自分が情けなくてたまりませんでした。

「あーそんなこともありましたね。もうすーっかり忘れましたーって言えないのかな?」と励まされました。「そうそう、そうよね」と私は笑ってうなずくのですが、どんなに頑張っても、何かにつけて、一生事件のことを言われつづけるのかという恐怖は、心の中からなかなか消えませんでした。

家族に何か不幸が起きたらきっと、「私が悪いんです。あのときの私が原因なんです」と、生涯、謝りつづけなければならないのかという恐怖もありました。インターネットという道具が、記録を長年忘れ去らせないものにしていることは、良くもあり悪くもあります。その人の過去を刻んでいますが、良い業績は、ファンでもない限り関心も集めません。負の情報はおいしく、読む人のハートをドキドキさせるものです。「人の不幸は蜜の味」。インターネット情報は、時に悪魔のような存在です。

「亭主なんて元気でいてくれて、帰ってこないほうが楽じゃない」

「どうせダンナが食べるんだから、たいした料理なんて作る必要ないのよ」

「帰ってくると『風呂』だ『飯』だって、いったい自分を何様だと思ってるのかしら」

そんな無邪気な友達が、羨ましくて仕方なかったものです。

私にはそんな強さの欠片《かけら》もありませんでした。家庭にあって、いつもビクビク、オドオドしていました。

化粧台に包丁を隠した日

自殺願望のある人は、体力が回復してきた時期に、とても些細なキッカケで、衝動的な自殺をすると書きましたが、些細なこととは出来事とは限りません。何気ない言葉にも、些細なことは潜んでいることがあります。

聖路加の最終年度になったとき、映画の撮影の話がきました。そのころ始めた剣道の仲間が、現場を見たいと見学に来たことがありました。現場の温かい計らいで、何のトラブルもなく、嫌な噂もたたず帰っていきました。

ところが、後日、マネージャーから当時の所属事務所の社長の耳に入り「何をやらかすんですか。あれだけマスコミにたたかれたのに、男を映画の現場に呼んだとか聞きましたよ、もう二度とかばってあげませんから」と叱られたのです。スキャンダル騒動のあとも仕事を取ってきてくれたプロダクションに見捨てられるのではないかと、えも言われぬ恐怖に襲われ、あのときの情景が突然フラッシュバックしてしまいました。

自宅にむらがるマスコミの人だかり、無意味に点滅するカメラのストロボ、昼夜関係なく押される玄関のチャイム。私たち家族について近所を聞き込みして回る記者たち。まるで殺人犯でも追い詰めるような目など。忘れたい光景が、感情とともにフラッシュバックして蘇るのは、辛いものです。

「トラウマ」という言葉が定着しつつありますが、これを克服するには、本人を何気なくしかし注意深く見守る誰かが必要なのです。そばについていてあげるのがいちばんいいのでしょうが、そうばかりもいきません。「もう二度とやるな」「金輪際、助けてやらないぞ」といった言葉は、疎外感を募らせてしまいます。この映画事件のあと、私はトラウマに襲われパニック状態になり、また大声で泣きわめき、自殺の衝動を歯を食いしばって、懸命にこらえなければなりませんでした。

そしてまた家族に迷惑をかけました。

プロダクションの社長から「二度とごめんだ」と思われている。私は二度と失敗が許されない。そう思うと、自暴自棄になり、生きるの死ぬのと心が揺れ動き、いったい自分はどうやったら死ねるのだろうと、情けなくなっていくのです。とうとう、夜中に眠れぬまま横になっていたベッドの上で身体が硬直状態になってしまい、家族全員にそれをさらけ出すことになりました。介抱してくれたあと「みんな心配しているんだから」と夫に言われて、私は、ほとほと疲れきってしまいました。社長の叱責で窮地に追いやられ、夫の言葉によって、さらにもう半歩追い詰められた格好でした。

少し良くなった日の夜、化粧台に隠していた包丁を、そっと庭の土に埋めました。頭痛薬を飲み、大学の教科書をむさぼり読みました。自殺願望を持つ人が示す行動のシグナルなどが書かれているところを、命綱にしがみつくような気持ちで探しました。自分の殺傷を未然に防ぐために、何度も何度もひとりで読み返しました。

「幻聴」「幻覚」「被害妄想」「対人恐怖」「社会不安」――看護大学の教科書に書かれている各症例の定義、そのどれもが自分の状態と重なっているように思えて、言葉を失ったこともありましたが、治療方法を懸命に覚えました。通学中に、見知らぬ人の視線を浴びることが、必要以上に気になる。交差点の信号待ちで、人ごみに取り囲まれている自分にふと気づくと、唐突な恐怖感に襲われて、ワァーッと叫び出しそうになったなど、いちいち、自分を確かめる勉強方法でした。治るまでには長くかかると、そのとき覚悟したものです。

元気になれるなら、死んでもいい

キャンパスに戻ると、まぶしいくらい華やかな若い同級生たち、それと対照的に、睡眠不足のまま活動しつづける自分、自殺願望との葛藤。私の生活は、まるで、日向と日陰を、交互に出入りしているようなものでした。若い学生に元気をもらいながら、一方で苦行めいたことを繰り返しては、エネルギーの出し入れを無駄に繰り返すばかりです。

頻繁にマスコミ業界関係者を訪ねつづけたのも、自分の中にとめどなく溢れ出てくる悔しさや怒りを、ただただ紛らわせたかったからかもしれません。苦しみから一日でも早く抜け出したい一心だったのでしょうが、今から思えば、無駄な時間の使い方でした。心の中に、怒りと悔しさが、べったりとこびりついたままでは、どんなに人に会っても、何も生まれません。自分を立て直すことに、なんの効果ももたらしませんでした。

通学が最大のリハビリでしたが、仕事を断ることをしなかったのも、よかったのかもしれません。家族は、しばらく休めと心配を募らせていましたが、「タレントは、こういうときだからこそ仕事をするんだ」と、譲りませんでした。

「たかが、若い男の子に追っかけられただけのことじゃないですか。どうして仕事を辞めなきゃならないんですか、やっているうちにまた何か生まれていきますよ」

こう同級生に言われて、気持ちが楽になったこともありました。まだ人前で話ができる自分を確認したかったこともあって、講演会も引き受けました。タレントとして必要とされている自分を確かめたい、そんな気持ちもあったかもしれません。私の話を聞きに集まってくれる人がひとりでもいれば、その人に話がしたかったのだと思います。人が集まることで、私自身が救われていました。

あるとき、講演会場に、写真週刊誌が追っかけてきたことがありました。女性のマネージャーが写真を撮らせまいと、控え室の窓から私を逃がしてくれたこともありました。彼女は、窓から降り、疲れた私をおぶって走ってくれたのです。地下鉄に「石井苗子、どのツラ下げて講演会」という見出しの中吊り広告が下がっていたころでした。

私は、講演会などで自分を前に出すことで、気持ちを引っ張り上げようとしていたのかもしれません。他人の視線や噂に怯えて縮こまる自分を、人前に出ることで、正反対の方向へと力任せに引っ張ろうとしていたのです。もうひとりの私がいたのだと思います。荒療治でしたが、これもマイナスのエネルギーを逆噴射させて、できたことかもしれません。

「そんな無茶していると、ホントにおかしくなるから」と、親身に忠告してくれる友人もいましたが、過労死寸前のビジネスマンみたいな心境でも、動くことを止めたくなかったのでしょう。

「元気になれるなら、死んでもいい――」。これが素直な気持ちでした。

第5章 すべての扉をたたけ

私が取り戻したかったもの

第三章で、心療内科を訪れる人々の中に、自分の過去を同調させてしまうことがあると書きました。その人がたどってきた道のりが見えるような気がするとき、私は自分を救ってくださった方々の顔を、思い浮かべることがあります。

「すべての扉をたたけ」——これは聖書の「求めよ、さらば与えられん」のところに書かれてある文章です。「すべての扉をたたき、すべてに救いを求めること、もうダメかと思わされるほどの逆境に答えがある」という教えだと思います。

私は、高校を卒業後、独りでアメリカに行った経験があります。勉強をしにではなく、教会の牧師の家で住み込みのボランティアをするためでした。大学受験に失敗し、浪人を許してくれなかった父親は、私を独りでアメリカに行かせました。牧師の家から大学にも通っていましたが、当時の私は、勉強は女の得にならないと思って、かなりひねくれていました。中学のころは、屋根に上ってカラスとの対話の練習にあけくれ、受験勉強はろくにせず、やっと行った高校は全寮制でした。ですから、そのままアメリカの牧師のところに修行に出された格好となります。おそらくですが、親は私の教育方法がわからず途方に暮れていたのでしょう。

高校を卒業したばかりの私がアメリカで三年間お世話になったその牧師のところに、スキャンダル事件の手紙を書くのに二年かかりました。書き終わるまでに一年、投函を決心するのに一年です。理由はひとつしかありません。牧師に嫌われたくなかったからです。

あれほど長くかかって真剣に書いた英文はありませんでしたが、それでも、投函するのが恐ろしかったのです。お返事が来るまでの日々は、後悔の連続でした。そして、届いたお返事の手紙は、見事に期待外れでした。

最初の一行目が「まず最初に、私と気持ちを分け合ってくださったことに感謝します」で始まる文章でした。そして、神と暮らす牧師の言葉とは思えないほど、時に青年をするどく攻撃する言葉もありましたが、正義と向かい合って恥じることのない人だけが言える、攻撃の言葉だったかもしれません。読んでいてこちらが申し訳なくなってくるほど、周囲の行動を非難したものもありました。懺悔を強いられるとばかり思っていたので、その言葉の意外性に、不思議な感覚すら感じながら読みました。

青年について「自分によくさえしてくれれば、こんなことはなかったという、悪の正当化を訴える典型」とし、マスコミに対しては「事の是非を判断する能力はなく、アナタをかばう勇気もなく、ただ全員で石を投げることしか思いつかないのです」とあり、私が「金輪際、どんな人間関係が待っていても、二度と正面から向き合わない」と書いたことについては、「偽りをよしとするのは、おろかな人のすることです」と叱られました。

そして、最後に聖書の言葉があり、生まれて初めて聖書にある言葉を自分に引き寄せて感じることができました。それは「求めよ、さらば与えられん」で有名なマタイによる福音書七章七節（ルカによる福音書一一章九節）でしたが、これまで私は、この言葉を、怠け者を諌める説教だと思って聞いていました。「欲しいものが手に入らないのは、怠けて働かないからだ」と諭しているのだと理解していたので、「求めよ、さらば与えられん」と言いながらお金を出して物を買ったりと、冗談に使っていた言葉でした。

しかし、「Ask, Seek, Knock」で始まるこの聖書の解釈は、まったく違うものでした。逆境にあって人が救われる道を説いた、救済の言葉だったことがわかりました。

「答えが出てくるまで、尋ねなさい。探そうとしなさい。探そうとする者にだけ発見がある。扉は、たたく者にだけ開かれるのです。すべての扉をたたきなさい。多くに救いを求めなさい」

「マスコミへのカムバックに、約束された道などない」と牧師は言いながら、だからこそ、すべての扉をたたきなさい。そうすれば与えられると励ましてくださいました。

家族に抱いていた感情すら「あなたは、すべての扉をたたいていない。家族に救いを求めることの、どこがなぜ悪いのですか」と牧師に諭され、初めて家族に対して意固地になっている自分を実感することができました。「新しい気持ちになって人と接することを怠ってはならない、人を愛することに怯えてはならない」と牧師に言われて、やっと自分を反省することができました。

「本当に死にたいなら、記者会見でピストル自殺していれば格好よかったのに」——この言葉を跳ね返すことができたのは、牧師から来た手紙の聖書の解釈でした。

「生きることに、今日から新しくあれ、弱くてもよいのです」と、はっきり言ってもらえることのありがたさを、身体の芯までしみこませた手紙でした。

私が取り戻したかったものは、自信だった。

自分に対する自信を取り戻そう。

そう決心しました。

終末病棟訓練で出会った拒絶

その彼女は、小柄で痩せていました。髪の毛は真っ白でしたが、その顔はとても毅然としていました。薄いながらもきりっとした眉。くぼんではいるものの、強い意志を感じさせるそのまなざし。小高く、きれいに鼻筋が通った顔。それは今まで厳しく自分を律しながら生きてきた女性の顔でした。

身体はかなり衰弱していて、下腹部には腹水が少したまっていました。当時八二歳の彼女は、肺炎と末期の肺ガンを併発していて、持病のリュウマチも抱えていました。微熱がとれず、身体はいつもだるそうで、認知症の初期段階ともカルテには書かれていたのです。

聖路加看護大学の四年生だった私が、終末病棟（ターミナルケア）で担当したのが彼女でした。彼女との出会いが、私にとって忘れられないものになろうとは、当初思いもしませんでした。

実習は一〇日間で、終了後にレポート提出が義務づけられていました。その彼女は、自ら終末病棟を志願して入院してきました。敬虔なクリスチャンで、子どもたちとの同居を拒み、躊躇なく、終末病棟に入ることを希望されました。もちろん、末期ガンであることは伏せられていましたが、彼女はすでにそれを悟っている様子でした。

家族の世話にはならず、ひとり静かに死を迎えるために入院してきたのです。そして病棟のスタッフから世話を焼かれることさえ、拒んでいました。肉体は衰えても、その精神はなお毅然としていて、最期の威厳を保っているかのようにも見えました。


案の定、私も口さえきいてもらえませんでした。

毎朝ベッドの横に行き、つとめて穏やかな口調で、体調についてあれこれ話しかけましたが、まるで反応なし。この無視される経験が、当時の私には予想以上にこたえました。

医療サービスを与える側の人間は、相手に会話すら拒まれると、何もすることができません。しかし実習生は、することがなくても毎日そこに通わなくてはいけない。医療サービスをすべて拒絶される辛さに、看護学生として最後の学年にきた自分の足元が、大きな音を立てて崩れてしまいそうな感じがしました。

担当教官からも、患者さんが拒んでいるからといって、何のコミュニケーションもとれずにいるとは、毎日、いったい何をしているんですかと厳しい注意を受けてもいました。

終末病棟は、人が人らしく生き、その人生を全うするために力を尽くすことが、病院スタッフの仕事とされているところです。いわゆる尊厳死――人間らしく尊厳を持って最期を迎えることを考える場所です。

しかし「私は静かに死にたいです、だから何もしてほしくないのです」。そう希望されては、尊厳死そのものの考え方が、無力になってしまいます。尊厳死が、単なる医療者側からの考えの押しつけにすぎなくなってしまうこともあります。医療とは、相手が求めていることを与えることが基本です。むしろそれでしか、意味をなさないものでもあります。終末病棟にいらした私の患者さんの看護は、私にとって、大きなハードルとなりました。

私自身、二〇代で両親を相次いでガンで亡くしています。

最初に母、そして父の両方を私が看病しました。妹が病弱だったために、看病するのは私しかいませんでした。両親が私に「これをして」「あれが欲しい」と、あれこれと注文を並べ立てたことを思い出します。

家族だったから、何の遠慮もありませんでした。むしろ、そうして子どもに甘えることが病床の両親にできた唯一のコミュニケーションだったのでしょう。私も、そのいちいちに懸命に応えてあげることで心を癒していました。それ相応のエネルギーを必要としましたが、死に瀕した両親の世話を焼くことで、私も子どもとして充たされている部分が確かにありました。

結局、二人とも私が看取りました。悲しみと同時に、できることはしてあげられたという達成感めいたものが、私をずいぶん救ってくれたのです。


だからなおさら、終末病棟の彼女から受けた拒絶には途方に暮れました。

しばらくすると、彼女の拒絶は、「尊厳死」の名の下に亡くなっていく人たちのために「良いこと」をしているという私の欺瞞を、無言のうちに糾弾しているのかもしれない。そんなふうにさえ考えるようになりました。

人は脆《もろ》い生き物です。

誰もが些細なことで自信を失い、いとも簡単にたまらない不安に怯えるようになります。


その後も、話しかけても反応さえしてくれない終末病棟の彼女のもとに毎日通いながら、自分の無力さが、砂のようにどんどん心の中にたまっていくのを感じていました。頑として反応を示さない彼女の態度は、私が誰にも必要とされていないということを見せつけられているようで、しまいには、私を社会全体が拒絶しているように思えてくる始末でした。

「はい」という一言に涙した日

「聞こえますか？」
「はい」

背中ごしながらも、彼女が初めて答えてくれたのは、実習三日目のことでした。最初の会話でした。思わず涙がこぼれ、そこからは思うように言葉が出ません。次に話しかけたときには、彼女は再び沈黙してしまいました。

それでも、この一言の会話は、私の人生で大きなターニングポイントになりました。

その朝、私は枕元にあった聖書を読みました。別に深い理由があったわけではありません。何日も拒絶されている身でできることがなくなり、とっさの行動でした。淡々と読み進めるうち、しばらくすると、無言のまま、水色のパジャマの小さな背中ごしに、かすかに右手が十字を切るのが見えたのです。

「聞こえますか？」

「はい」

初めて手に入れた彼女からの反応が、冒頭のこの会話でした。

再びの沈黙のあと、まだ涙声だったので、よりいっそう声も抑えめにして、いくつかのページを無作為に読んでいきましたが、しばらくすると「今日はそこまで」と小さな声がしました。

私は涙を流したままでしたが、背中を向けた彼女には見えなかったのでしょう。「あなたも、聖書を、読みますか？」と、低音でしたがよく通る声で質問されました。思いもよらぬ問いかけに、私は思わず「はい」と答えていました。

聖書を読む。

いいえ、嘘です。私は留学時代に牧師の家に下宿しながら、聖書を読むような真面目なことは一切苦手でした。しかし、彼女との間で芽生えた小さな絆を、なんとしても失いたくない一心で、反射的に「はい」と答えてしまったのです。私なりの懸命な嘘でした。

その翌日から、彼女との会話は少しずつ増えていきました。

「身体を少し右に動かしたいんですけど……」

「少し上体を起こされて、身体をこちら側に向けられると、呼吸するのがとても楽になりますよ」

それでも、なかなか私が言った通りには身体を動かしてくれません。むしろ、黙り込んでしまい、動かなくなる。そんな場合、平静な顔つきは装えても、少しでも私が心の中で苛立つと、相手にはそれがわかってしまい、結果的にダメだということは、最初の二日間で身に沁みていました。

私が提供している看護の情報は間違っていません。だから信じて、どうか一度試してみてください。たとえ相手に聞き入れてもらえなくても、私は適度に時間をおいて、同じ言葉を淡々と繰り返してみたのです。しばらくすると、そんな邪気の無さが彼女に通じたようです。私の言った通りに身体を動かして呼吸が楽になると、以降、彼女は苦しくなると、すすんでその体勢をとり、私と正対するようになりました。そんな無言の変化さえも、私にとっては彼女との「会話」だったのです。

相手がいったい何を求めているのか。それを研修生なりに客観的に分析し、必要な情報を提供する。余計な感情は入れない。そんな邪気の無さこそが、彼女と向き合う私の最大の武器だということに気づかされた出来事でした。私はつぶさに観察したままを、報告書にまとめました。

これは余談ですが、この経験で身につけた邪気の無さは、その後、剣道の訓練でも役に立ちました。剣道も七段クラスの達人になると、相手の面の奥の目に映る邪気が見える、といいます。邪気とは、すなわち欲望のこと。たとえば達人は「相手の面の奥にある目が、これから小手を打ちますよって言っている」という言い方をします。

達人同士になると、互いに邪気がないから、最初は両方とも微動だにしない場合が多い。その止まっているようにも見える静謐《せいひつ》な間合いは、邪気の無さゆえなのです。

看護によって剣道が上達したわけではありませんが、終末病棟の看護体験のおかげで、私は剣道でも邪気を消す術を覚えると同時に、相手の邪気も見えるようになりました。

「聖路加の大聖堂に行ってみたい」

ある日、彼女が不意に私にそう話しかけてきました。神父さんに尋ねたいことがあるというのです。私が聖書を読み聞かせるようになって数日後のことでした。

私は神父さんが大聖堂にいらっしゃる曜日と時間帯を調べたうえで、事前に約束をとりつけ、車椅子に彼女を乗せて大聖堂に向かいました。

よく晴れた春の一日で、あちこちに色とりどりの花びらが、日差しを照り返していました。絶好のお散歩日和ですねなどと、私は彼女にさりげなく話しかけましたが、その道すがらも彼女は終始無言でした。とりたてて表情の変化も見せない、いつもの彼女でした。私も黙って車椅子を押しました。

「私が天に召されないのは、まだ何かやり残したことがあるからでしょうか?」

大聖堂にたどり着き、恰幅のいい、柔和な顔の神父さんに会うや否や、彼女はそう訊かれました。質問はそれだけ。死ぬことが彼女の唯一の希望だったからです。私たち三人しかいない大聖堂は静まり返り、とてもひんやりしていました。

「今日で研修を終わらせていただきます」

「ありがとう、頑張ってください」

一〇日間の研修を終えて、私が彼女と交わした最後のやりとりでした。その翌月、彼女は希望通りに息を引き取られました。最期まで、家族の面会は最小限にしてほしいと言われていたそうです。

ご家族には辛い体験だったでしょう。しかし、ひとりの人間の、それもひとつの死生観だと、今の私なら思います。本人が望むことを与えてあげるのが医療であり、決して一律ではなく、人の数だけ希望のかたちがあるからです。

今も時折、私は彼女のことを思い出します。

研修三日目、「聞こえますか?」という私の問いかけに、彼女が返してくれた「はい」という短い答え。どうして、たったひとつの言葉に涙までこぼしてしまったのか。

それは、彼女の拒絶がことさらこたえていたからだと思います。とくに、そこが病棟だったこともあります。当時は、自分を必要としてくれる唯一の場所でした。唯一の居場所での否定は、実習生としての私の否定にも等しかったので、身にこたえました。

だからこそ、「聞こえますか?」に対する「はい」という言葉が、涙が出るほどありがたかったのだと思います。

彼女の言葉は、「おまえなんか要らないよ」と私を拒絶してきた一般社会からのOKサインにさえ思えました。「聞こえますか?」の私の質問に対する彼女の「はい」は、希望の光を投げかけてくれました。聖路加看護大学という居場所と、メディアからの悪意に満ちた視線の、ちょうど境界線上で生きていた当時の私は、彼女との心の交流によって、その境界線をふっと乗り越えられた気がしました。

彼女の「はい」が聞けたことで、たたかれても折れない、もっと強い精神力を持てるかもしれない、いやもっと強くなる。そう決意することができたと思います。

本当は必要とされたいのに、誰も自分を必要だと言ってくれない。そんな現実に、誰もが疎外感を感じ、悩まされることがあります。彼女の「はい」は、自分の必要性や価値を見出せずに苦しんでいた当時の私を、力強く肯定してくれる「はい」でした。

だから、涙がこぼれたのでしょう。ただの我田引水だよ、と笑う人がいるかもしれませんが、少しも構いません。彼女の毅然とした最期のように、人の数だけの生き方と希望のかたちがあるからです。彼女との出会いと別れは、今ふり返ると、私にひとつの決意と勇気を与えてくれるきっかけとなりました。

新たなプレッシャー

聖路加の四年生になったとき、新たなプレッシャーに直面しました。

卒業後はどうするのか？というプレッシャーです。まだ明確な進路が見えていなかったのですが、看護師の国家試験は必ず受けていただきますと、そう言われました。

資格を取るために大学に入ったわけではありません。あの騒動を頭から追い払い、自分が謙虚に学ぶ場所が必要だったのです。それに国家試験は卒業後でも受験可能で、まだ時間的な余裕はあると思っていました。しかし、担当教官からは、いちばん体力のある今のうちに試験を受けておくべきだと言われました。自分の年齢を考えると、反論の余地はありません。

また言外に、聖路加看護大学で学んだ以上、あなたにも何らかのかたちで社会の役に立っていただきます、という無言のプレッシャーも感じていました。もし医療現場で働かないのであれば、研究者になるとか、いろいろな選択肢を考えてくださいとも教官に言われました。しかし同級生の助けがなければ卒業さえおぼつかなかった身で、研究者とはあまりにおこがましすぎると悩んだものです。

私の場合、二年生からの学士入学で三年間頑張れば、確実に今まで私が持っていなかったものを与えられます、教官は当初からそう言ってくれていました。事実、看護師および保健師の国家試験の受験資格が私にはありました。医療現場で働くか、あるいは研究者になるか、どちらの選択肢もあったのです。大学で与えられた課題を一つひとつ克服しながら、当初は不安だらけだった進級を重ねてきてはいましたが、その結果として与えられた選択肢を、どう生かせばいいのかが、わかりませんでした。

大変な思いをしながら大学で三年間も勉強してきて、なんて不甲斐ないヤツだと笑われるかもしれません。事実、午前八時一五分から午後六時四〇分まで、約四〇分の昼食時間をはさんで、各一時間半の講義を毎日五コマも受けて帰宅しても、なお夜になると眠れない現実との闘い。周囲の協力に支えられながら勉強をして進級を重ねても、見えてこない明確な進路。業界から聞こえてくる「だからオマエはダメなんだ」の大合唱。時々どうにもコントロールできなくなる自分の感情や言動。大学内にさえ私を追っかけてくるマスコミへの恐怖などと戦いながら、復学は当初、しがみつく場所を確保するための選択でした。卒業後の進路などとはまるで次元の違う、決断だったのです。

若い同級生たちと同じ環境で過ごしながら、一方では、自分自身と取っ組み合いのケンカをしながら生きつづけることが私の日常でした。その取っ組み合いを拒んだら、私は生死を分ける境界線をあっけなく転がり落ちていたかもしれない。卒業後の進路など到底考えられない精神状態でした。担当教官には大変申し訳ないのですが、卒業後の進路は二の次、三の次といった状態でした。しかし、四年生に進級できたことで、私は進路選択という新たなプレッシャーと向き合わなければなりませんでした。

煮え切らない私に、担当教官はヘルスコミュニケーターという仕事を教えてくれました。一般社会と専門医療現場とのコミュニケーションの橋渡し役として、予防医学の考え方を、社会一般に広く普及させる仕事のことです。

日本ではまだ聞きなれない言葉ですが、アメリカなどでは将来性のある仕事と見られ、すでにその肩書きで、講演会や啓蒙活動などに従事している人も多いということでした。担当教官から見れば、私はタレント兼女優であると同時に、専門医療の勉強を一応履修した人間なので、芸能人の肩書きを生かして、予防医学の考え方をマスコミなどを通じて、広く普及させてもらいたいというお考えだったのかもしれません。

しかし当時の私には、そう簡単に医療関連の講演依頼が来るとは思えませんでした。芸能界に戻れる確信もありません。そんな微妙な立場について、教官はまるで理解されてはいませんでした。あくまで芸能界の人間として尽力してほしいと言われたのです。私は想定外の新たなプレッシャーを、唯一の居場所である大学から突きつけられた格好でした。

東京大学大学院医学系研究科受験

私は東京大学大学院への受験を思いつきました。

「えっ、聖路加看護大学さえ、同級生の協力を得てなんとか四年生にまで進級できた人間が、どうして東大大学院受験なの？　おいおい、本当に頭がおかしくなっちゃったんじゃない」――そう思われる方も多いでしょう。私も、半分無謀だと思いながら、半分は本気でした。

もし合格すれば、自分にとって東京大学は、将来最大のソーシャル・サポート（社会的後ろ楯）になってくれるかもしれない。これまでの人生で後ろ楯と呼べるものが皆無だった私には、そんな直感がありました。私が聖路加受験を目指したのも、イメージが大切なタレントを再生するなら、もっと確かな蓄積と、確固たる社会的な資格を手にしたいという思いからでした。聖路加看護大学の卒業証書も、看護師、保健師の国家資格も、私にとってのソーシャル・サポートには違いありません。

周囲の協力を得て、一つひとつ、手が届く段階までたどり着けたのですから、より高水準のものに手を伸ばそうとしたっていいじゃないかと思ったのも事実です。

同時に、それは私への新たなプレッシャーから逃れる手段でもありました。

研究者か、ヘルスコミュニケーターか、いずれにしても不合格なら終わりです。進路選択で煮え切らない私の、ギリギリの時間稼ぎでもありました。

しかし東京大学大学院医学系研究科の受験者の大半は東大生でした。毎年約二〇〇人が試験を受けて、約一〇〇人しか合格しないとわかったときには、おそらく合格は無理だろうと思っていました。

新しい自分を手に入れる

私にとって東大大学院受験にはひとつの伏線があります。

それは聖路加在学中、駅のプラットホームで偶然出会った料理研究家の方の一言です。

「今後を考えた場合、あなたには一番になってほしいと思いますよ。何かで一番を手に入れたら、それが自分の後ろ楯になると信じて進むべきだ」

彼は、通りすがりに、そんな言葉を私に残してくれました。

この言葉を、自分のものとして生きるなら、聖路加看護大学の卒業寸前までこぎつけた今、いちばん難しそうな東京大学の大学院を受験してみるのもいいかと、思い出したこともひとつの理由づけになっています。

当時の私にとって、東大という存在はあまりに茫洋とした存在。直感としての大学院受験という選択肢はあっても、目の前に立ちふさがるあまりに大きな関門です。そこにどんな教授がいるのかさえ知らない。いや、誰一人知り合いがいない。飛び込んで行っても、何もないかもしれない。それでも何か自分の中で、一番を見つけるために挑戦しました。

「期待されるイメージと、自らが思い描くイメージが違う」――そんな落差に苦しんでいても、先の未来は開けない。先の料理研究家の方のアドバイスは、イメージの呪縛から解放されるために、一番星を探せと言われたように感じられました。

東大がそんなに偉いのか。そう言った人が何人もいました。それでも何かの世界で一番を目指すという進路選択は、個人にとって有益だと思います。その世界で最高のものはどこにあるかと研究することも、すべての扉をたたくことにつながります。自分にとって明快なソーシャル・サポート（社会的後ろ楯）を見つける。それが、新しい自分を手に入れる方法でした。それをつかもうと挑戦してみる。扉は、たたいた者にだけ開かれる。

この言葉を実践するために、蓄積してきたマイナスのエネルギーを今度こそ味方につけようと、東大大学院受験に焦点を絞りました。何か結果が出るのではないかという予感がしました。

ベンツのオープンカーと合否発表

受験の準備にあたって、私は人の紹介を受け、東大の大学院生に会いに行きました。通称「M１」と呼ばれる現役の大学院一年生です。大学院受験の傾向を知るためです。

「聖路加で今まで勉強したことの整理と、看護師、保健師の国家試験の勉強と、過去一〇年の医学部大学院の試験問題をやること。この三つを一本立てで勉強してください」

その怜悧そうな顔立ちの院生のアドバイスは、簡単明瞭でした。

東京大学大学院医学系研究科の試験科目は、歯科まで含めて二七教科。試験問題だけでもB4大の大きさの紙にビッシリ書かれたものが厚さ一〇センチ分もあり、英語の試験と小論文まで合格した人だけが、面接に進めます。試験範囲は広大で、その内容も専門知識の有無が問われます、院生はそう教えてくれました。

私は過去一〇年分の試験問題のコピーをとり、さっそく受験勉強にとりかかりました。家族の誰とも口をきかず、勉強か家事か、そんな二者択一の生活です。もちろん、聖路加看護大学にも通いながらの受験勉強。自分ではよくわかりませんが、かなりの集中力だったはずです。

夫によると、ある深夜、寝ている私が急に大きな声でゲラゲラと笑い出し、しばらくすると今度は何かに驚いたようにゲェーッと叫んでから、また静かに寝息を立て始めたといいます。

「大丈夫かー?」夫は、私が東大の大学院を受験しようとしているなんて、そのころは知る由もありません。せいぜい聖路加の定期試験の勉強や卒業論文で、かなり神経質になっているんだろうと思っていたそうです。

もともと私は、周囲から変人呼ばわりされるほど、自分が計画していることを人にしゃべらない性格です。

聖路加看護大学の受験も、合格前は家族や友達にも話していませんでした。テレビドラマや映画に出ても、事前に家族や友達に私から話したことがない。「今度、いつ(テレビに)出るの?」と訊かれても、なかなか答えない。これは秘密主義というわけではありません。仕事についても家族についても、あれこれしゃべりたくない、そんな気持ちが強いので黙っていることが多いのです。今よりもっとレベルの高いことができるようになってから人に話したい、仕事についてはそんな向上心もあったと思います。

高校を卒業して、アメリカに留学するときも、直前まで親以外には誰にも言わずにいました。周りに吹聴して実行できなかったということを、ひどく嫌うのでしょうか、有言不実行ほど恥ずかしいことはないという気持ちが強い。勝ち気な人間なのかもしれません。

東大大学院の受験にしても、落ちたら黙っておこう、ぐらいの気持ちでした。当然、所属事務所の社長にも秘密でした。

ですから、合否発表当日になって家族にどこへ行くのかと聞かれて初めて、東大の合格発表を見に行くと言いました。すると、「誰が見てるかわからないから、変な格好で行くなよ。惨めだぞ」と、出勤前の夫は呆れ顔で私にそう言ってから、家を出ました。もう、私のトッピョーシもない「暴露」については、驚かなくなっているのだと思います。

彼は、私が女優という仕事をしているにもかかわらず、世間の目をまるで気にかけず、普段着とさえ呼べないような格好で平気で外出するのをよく知っています。

しかし、この日ばかりは私も考えました。「そーか、落ちてたらみっともないか……」と。ベルサーチのエメラルドグリーンのニット地のセーターと白のスパッツに着替え、ベンツのグレーのオープンカーに乗って東大に向かいました。そして、これなら人に見られてもいいだろう、落ちていたらそのまま引き返そうと、構内を歩いて見に行くべきところを、オープンカーで学内に入り、正午の発表時間きっかりに合否発表の看板前に乗りつけたのです。帰宅後、「なぜ、わざわざそんなアマガエルみたいな色の服で行ったんだ?」と夫からあきれられましたが、私にとっては、考えたすえの「ちゃんとした格好」だったので仕方ありません。

歴代の私のマネージャーたちが証人になってくれると思いますが、私は滅多に洋服を買いません。美しい服は大好きなのですが、自分のものにしたいという独占欲が湧いてこないのです。ドラマの仕事でも、衣装合わせが嫌でたまりません。どうせ役柄に合った服を着るのだから、出されたものを着ればいいじゃないかと言っては、怒られています。普段はそれこそ二〇年も前の洋服を、ほつれたら自分で繕って着ています。六八〇円でハンドバッグを見つけて購入したときも「贅沢しろとは言わないが、そろそろ普通のものを、普通の値段で買ったらどうだ」と夫に注意されました。

でも私は、ちゃんとした洋服の定義もわからないし、日によって微妙に違ってしまう。家にいるときは、できることなら素っ裸でいたい。その非常識さはコントロールが難しいので、いっそ南洋の暖かい島に暮らしたいと常々思っているわけです。

「あのー、私の番号があるんだけど……」

ちょうど昼休みの時間だったので、その場で夫の会社に電話をしました。

「またー、違う人の番号見てんでしょ。ちゃんとよく見て！」

「自分の番号の目の前から、かけてるんだけど……」

今度は何が起きるのかと、将来が不安になったのだと思います。その日の夜、夫は遅くまで帰ってきませんでした。

第6章 ヘルスコミュニケーターへの道

マイナスのエネルギーを逆噴射する

こういう言い方をすると、遠まわしな自慢かと誤解されるかもしれませんが、それでも構わないから、言いたいことがあります。それは、私は東大大学院はおろか、聖路加看護大学の合格も卒業も、ありえない人間だったということです。そんな能力が備わった人間ではなかったということです。勉強は好きでもありませんし、もともとIQも高くありません。テレビのクイズ番組で勝ったためしはありません。

どう考えても、昔のままの私なら、合格はありえなかったと思います。これは謙遜でもなんでもなく、断言できることです。つまり結果は、立派な「まぐれ」か、「まぐれ」じゃなかったとしたら、何か理由がなければならないのです。理由があるとしたら、マイナスのエネルギーを逆噴射させることに成功したのでしょう。まえがきにも書きましたが、人の願いを叶えるには、マイナスのエネルギーを逆噴射させるところに鍵があるように思えてならないのです。

スキャンダル騒動で味わった「内臓を抉り取られたような痛み」、「元気になれるなら、死んでもいい」と願った心、そして、牧師から「すべての扉をたたけ」と励まされ、強いマイナスのエネルギーを逆噴射して向かっていった結果が、大学院の合格通知だったような気がします。

ただし、これは私の場合であって、人にはそれぞれ、その人なりの逆噴射の方向があると思います。

東京大学大学院の合格通知は、私の失ったものがいかに大きかったかを測るものさしになりました。かけがえのなかった過去の自分のイメージと、これまでの仕事の蓄積を失った、という激しい怒りの感情が、強大なマイナスのエネルギーを生み出し、八年前は、明らかに死の方向に向いていました。それを反転して、勉強に転換した結果だったということです。「怒り」「嘆き」「悔しさ」「苛立ち」といった自分の中にあるすべてのマイナスのエネルギーを武器として、ありえないような夢を現実のものにすることができたといえます。

笑われるかもしれませんが、東大大学院の合格は嬉しかった。謙虚な言葉など一言も言いたくありません。あのときは、本当に嬉しかった。芸能界に復帰しないと自尊心が満たされない、そうでないと社会復帰さえできないと、泣きわめいていた自分が、その日を境にすっかり消えてなくなっていました。

時間は残酷に虚しく過ぎていくものかもしれませんが、時には「嘆き、わめき、うろたえる」という時期も必要なのかもしれません。そこで、マイナスのエネルギーをためるのです。分厚い雨雲のように自らを覆い蝕むマイナスのエネルギーを、これは「嘆き」これは「怒り」と一つひとつ確かめるのです。そうすることで、自暴自棄な行動に走らないように危機管理をすることも大切でしょう。マイナスのエネルギーは、自暴自棄に暴走する危険性がある核爆弾だからこそ、スイッチを押さないように、がんじがらめの管理が必要なのです。

マイナスのエネルギーの方向転換のための第一歩は、目の前にある、生きる方向にあるものに食らいつくことです。私の場合は、それが看護師の資格を取得するための勉強であり、大学院へ進むための受験勉強でした。

生の方向の何かに思いっきり食らいつく。そうすれば、その先の何かにつながる。すると、今できることに没頭する強さが、自分の中で増していくことが実感としてわかってきます。そこに働く動機は、失くしたものを無意識に取り戻そうとする、人間の本能的な潜在能力が働きかけるもので、決して、邪悪な精神の方向には行かないものです。自分の生命力を信じ、他からの誘惑に負けないことです。これは、人間の潜在的な心理と関係があると思います。自分の内側にある自尊心が、はたして何で満たされるのかを、冷静に見つめることが大事です。

自分の自尊心とは何か、それはどこにあるのか、具体的にわからないときは、直感を信じて素直な気持ちになることです。これだ！と思うものにしがみつく。自尊心を満たすもの――それが必ず、自分を包囲し蝕んでいるマイナスのエネルギーを、前向きな力に転換してくれるはずです。

正しい方向にマイナスのエネルギーが向いたとき、それは想像もつかなかったような力となって、できそうもなかったことを成し遂げるパワーとなります。

求めよ！　さもなくば去れ

前段で思いっきり偉そうなことを書きましたが、合格してみると、実際の大学院生活はやっとの思いで他の学生についていく、という状態で、ソーシャル・サポートになるとかならないとか、そんなことは私の勝手な発想だったと思い知らされました。

喜びに浸ったのもつかの間、修士課程では間違いなくこの大学院で私ができることはひとつもないと直感するほど、どの授業内容も難しく、周りの優秀さに圧倒され、新たな劣等感でいっぱいになってしまいました。生まれて初めて味わう最大の劣等感でした。受験にエネルギーを使い切っていた私には、それを跳ね返すだけのエネルギーは、とてもありませんでした。マイナスのエネルギーすらなかったのです。その劣等感は、悪いネガティヴな感情でもなく、なす術もなく途方に暮れるという気持ちに近いものでした。

私が入ったのは、東京大学大学院医学系研究科　健康科学・看護学専攻というところ。修士論文は二年目で書く。一年生の終わりに自分の研究目標を定める。それまでは、進級単位を整え、試験やレポートに合格する。研究計画書は、担当教官の合意が得られない場合、退学の選択もある。

芸能界の仕事が辛いなどと、ただ愚痴をこぼしていたにすぎなかったことがそのときわかりました。芸能界では、開かれた扉から入って仕事をさせてもらい、出口から出てきただけのことです。最初から用意されていたことをこなしていただけなのに、成果を失ったかのように嘆いていた、と気づかされました。

ここでは自分で最初から全部組み立て、それを認めてもらわなくてはならない。「勉強」と「研究」の違いを、入学前にもっと認識しているべきでした。聖路加看護大学の卒業は、用意された課題をなぎ倒して資格試験を受けてきただけだと、初めて実感していました。自分で課題を見つけ、自分で何もかもやり、しかも教官に認めてもらえなければならない。ここは、たたいても簡単に開かない扉がギッシリ並んでいると、悟りました。

それらの扉は、「求めよ、さもなくば去れ」と私を突き放しているように思えました。

劣等感すら味方につけて

大学院一年生の一二月になって、私がやっと発表した研究計画書は、担当教官の一言で、「科学的研究ではない」と否定されてしまいました。

では、退学するしかないか、とガックリしていましたが、捨てる神あれば拾う神ありで、天才と呼ばれるダリ教授（画家のダリのような目をした人なので、こう命名しました）と出会い、修士課程二年から教室を移籍することとなって、なんとか首の皮一枚つながったのです。

ルーブル美術館を二時間で見たという天才ダリ教授が率いるのは、健康科学の中の生物統計学科。数学を愛しているような学生ばかりが集まっているところでした。通称「数学クラブ」と呼ばれていて、私にとっては追いつくどころの話ではありません。まるで宇宙人の会話が飛び交っているような場所でした。

「表在性膀胱ガンの再発を予測するための、遺伝子診断の有用性に関する多施設共同研究のデータを用いて、対立遺伝子欠失データによる再発予測モデルを構築する準備として、欠測値の補完法を見直し、主成分平面への投影により、線形結合を用いた判別方法について考察する」と、研究計画書を発表した学生に対して、「ユークリッド距離を保持したうえでの、二次元の平面上に投影することができるということの、妥当性はあるか」などの質問が投げかけられているのを聞き、これが二〇代前半の学生の考えていることかと、降参するしかありません。

ダリ教授からは、「奇跡でも起こらない限り、あなたは生物統計学の門下生に追いつけません。それに外部者だ。修士論文は、私の言う通りにしてもらいます」と言い渡されました。以前どこかで聞いたことのある、懐かしい響きでした。聖路加を受験したときに「勝つには方法がある。私の言う通りにしてもらいます」と言った家庭教師と同じ言葉でした。二年生になってから移籍してきて修士論文を書くぐらいなら、指導に従ってもらうということでしょう。
ダリ教授は、数学や統計解析に関して完全な落ちこぼれの私の、研究計画書にあった「着眼点」に可能性の芽を感じてくださって「研究として意味がある」と言ってくださったのでした。

劣等感はどこかに消えてもらわなければ、邪魔なだけです。劣等感を感じる対象がない場所に行く、これも、ひとつの方法かもしれません。生物統計学科の「数学クラブ」の学生たちは、あまりにも私から遠くかけ離れたところにいて、劣等感を感じる対象ではなくなってしまいました。劣等感すら味方についてくれたような解放感。降参してしまえたことが、かえって私を自由にしてくれました。

私ひとりでは何年もかかってしまいそうなコンピュータによる集積と解析を多くの人に手伝ってもらい、私は文章を構成し、それを教室の大学院生のほとんどに読んでもらって、添削を何度も重ねました。周囲があまりに熱心に協力してくれるので、その態度が、若さから来るのか、学問に対する謙虚さから来るのか、単に頭脳明晰のなせる業なのかと驚くばかりでしたが、とにかくこれまで私がいた業界では、一度も味わったことのない献身ぶりでした。いずれの学生にしても、読解力の緻密さに驚かされるばかりで、いかに自分の頭が茫洋とした才能しかなかったかを思い知らされもしました。一度読んだだけで、よく理解できるものだと思ったものです。

研究室内で、ひとりも脱落者を出すまいとする雰囲気も、そこには感じ取れました。あとになってわかったことなのですが、東大大学院では、ひとりの教授が受けもつ研究室全体の成績というのがあり、政治的な匂いが漂うほどの競争が存在します。健康科学・看護学専攻という大きな枠組みの中で、修士から博士課程に進学できる学生は、全体の上位から何名と決まっていて、各研究室から必ず何名かが進学できるというルールではないのです。当然、成績のよい論文をたくさん産出した研究室が、多くの博士課程の学生を確保でき、成績が悪い論文ばかりだと、場合によっては研究室そのものが取り壊しの危機にさらされることもあります。

したがって、修士学生の努力はもとより、その学生にかかわってきた教員は誰しも管理責任を負わされていて、脱落者が出ることや、不合格者が出ることを、指導教官である教授たちが大変な不名誉と感じる傾向が強くあったのです。

青天の霹靂の博士課程進学

修士二年の一月一五日、修士論文提出日の正午ギリギリに、風呂敷包みに参考付録文献を包み、論文を抱きかかえるようにして出したあと、私はお財布をどこかに置き忘れていました。もう、そのような思考停滞ぶりだったわけです。

そのあとは、パワーポイントとやらを使いこなして発表練習です。発表時間は一五分と決められていて、一五分から少しでもはみ出ると途中でも中断させられてしまうという厳しい規則でした。練習は微に入り細に入り、一枚一枚のスライドにミスがないか、発表が誰にでもわかりやすいかどうか、一五分内で納まるかどうかなどを、教室中の学生で助け合うわけで、ここに至るまでに、自分の修士論文は、いったい誰が完成してくれているのかわからなくなってしまうほどでした。

まさしく、試合に送り出す選手の強化訓練そのものでした。戦う相手は、他の研究室の学生たちです。自分の論文を査読した教授二名から、発表の現場でどんな質問が来ても、その場で資料も見ずに即答しなければなりませんので、行き詰まった挙句泣き崩れる学生までいて、人の一生を左右するとんでもない一日なのだと、おそまきながら足が震える思いでした。

私の発表の日は、あろうことかプロダクションがスケジュールしたどこかの講演会の仕事とピッタリ重なってしまい、ダリ教授に相談すれば「それは失格です。援助できることは考えられません」とにべもなし、ようやく内部の学生と時間を交換してもらい、タクシーを飛ばして発表の五分前に会場に着いたときには、学生たちがパワーポイントを用意して、本番までのすべてを整えて待っていてくれました。

発表資料のコピーすら渡すこともしなかったのに、一秒のずれもなくスライドを流してくれたことについて、後日、数々のお礼の言葉や、物に変えた感謝の意を示したのですが、彼らにしてみればそれほどのことではなかったようで、感激している私が、ひとり浮いている存在でした。

発表は規定の一五分で終わることができ、査読者の質問もこなしたかに見えましたが、その後の最終全体会議の論議の結果、私の論文にその年で最低の成績をつけた審査員が現れ、ダリ教授から夜、緊急電話が自宅に入ってきたのです。「すぐに付録参考文献を六部コピーして、これから言う教室の教官のところに持っていくように」

ダリ教授としては、自分の教室から「最下位」が出たなど、許されることではなかったのでしょう。その年は、彼の研究室からトップガン（最優秀修士論文）が出ていました。たったひとりしかいない総代です。この名誉な教室の雰囲気の中で、私はとんだ面汚しだったわけです。

成績が悪くても論文さえ通っていれば、修士の学位卒業証書がもらえる。私はそれでいい、十分だと思っていました。が、ダリ教授はそうはいきません。知り合いや関係者がいっぱい私の論文に関与していたわけですから、低い評価しか受けなかった、では、大変恥ずかしいことになるのです。

恥をしのんで、私の論文のどこが評価されなかったのかをダリ教授にうかがえば、「読んだ教官が科学的根拠を理解できなかったからです」とのお答え。数字でハッキリと点数が出る「ペーパーテスト」と「論文審査」の違いを実感しました。「私が認めない」論文には、低い点がつくのです。

教授は、ウルトラCを要求してきました。その年は、博士課程に外部の大学から合格者がいなかったことで、進級は内部者のみに限定されていました。私に博士進学の申請を出し、口答試験を突破して、合格することで修士論文にケチがついた汚名返上を図れというものでした。私は博士課程に進むなど考えてもいませんでしたから、パニックです。どうしてこうメチャクチャなんでしょう。とんでもないことです。

博士課程進学の試験にチャレンジする学生の数は、就職して出ていく学生が何人いるかで決まります。その年は多くの学生が就職していきましたが、医学系研究科　健康科学・看護学専攻のうち一五人前後しか進級できませんから、就職者のおかげで競争率が下がったとはいえ、誰かが落ちなくてはなりません。「もう無理です」、私がそう言うと、ダリ教授は「あの論文は私が承認したものです。評価が低いということはあなた以上に、私に対する挑戦でもあります」と、有無を言わさぬ勢いです。

事態はとんでもないところに来ていました。こうなったら、恥の上塗りでもやってのけようかという心境になってきました。科学的な根拠がないという攻撃に対して、どう返答するか、ひとりで想像しながらシミュレーションテストを繰り返していました。敵は沈黙の艦隊です。当日どこから大砲を撃ってくるか、わかりません。

そんなことばかりを考えていた口頭試験前日に、ある学生から電話が来ました。移籍する前の教室で同級生だった人からでした。自分の成績も悪かったから、博士へ進む気持ちにならないので辞退しようかと思う。辞退せずに自分が合格すれば、かわりにアナタが落ちることは必然だと、暗にほのめかしている連絡だとわかりました。それは、戦闘用意で蓄積してきた私のエネルギーが、一気に流れ出てしまいそうなほど、マイナスのエネルギーを詰め込んだ電話でした。成績の悪い二人で仲良く辞退しましょうと言ってしまえば、終戦でした。かけてきた彼女にとって、なんの意味も持たないだろうと思いながら、次のような言葉で電話を切りました。「最後までわからない。二人落ちるか、二人合格するか、一人が残るか。だから、行かないという選択だけはやめましょう」

当日彼女は現れ、その夜私は、ダリ教授から「大逆転、二人とも合格」というメールを受け取りました。彼女と私が、どん尻の最後まで控え室に残って順番を待った一日でした。朝から始まった試験が我々のところに来るまでには、日が暮れかけていました。試験を受ける部屋に入っていく前に、彼女が私のところに来て「ありがと」と言ってくれたのは、一生の思い出になりました。

彼女が終わると、私ひとりになっていました。外が暗くなっていくのと並行して、頭の中にはプラスのエネルギーが満ちてきました。考えてみれば、教授から学生まで、周りを引きずりこんで書き上げた論文です。それを高く評価してもらうことができなくては、私の最終的な能力が欠けていたことになります。今待っているのは、口頭試験なのです。自分の研究の妥当性や強みを、即興でしゃべることで表現できないようでどうするのでしょう。私は「しゃべってなんぼ」の世界にいた人間です。

私が話術に長けているかどうかの勝負だと思った瞬間、気が楽になりました。得意とする分野の後ろに強力な資料がある。そう思えば、彼らの攻撃はかわすことができると確信して臨みました。頼れるのは自分ひとりと、深呼吸してから、扉をたたいて中に入りました。

「ヘルスコミュニケーター」への道の第一歩でした。

もう、死のうとは思わない

博士課程合格。二〇〇四年春、この通知を見つめながら、私は持っていたエネルギーを全部使い果たした自分を感じていました。全身の力が抜けてしまったのです。

第4章で書いたスキャンダルの襲撃によるハラワタを抉り取られるような痛みを、聖路加復学、看護師国家試験、東大大学院受験と次々に目標を定めることで、プラスのエネルギーへと転換し、さらに大学院で味わった最大の劣等感すらも味方につけて、修士論文、博士課程試験と跳ね飛ばしてきた自分に、もうエネルギーと呼べるものが何も残っていいないのを感じていました。ふりだし状態に戻って、少し休憩をしてみようかと思いました。スキャンダル以来、初めての休憩です。

博士課程に合格してから、私は久しぶりに芸能活動を振り返ってみようと行動を起こしました。東京大学が最大のソーシャル・サポートと位置づけた夢も、さんざんの成績に押しつぶされた感がありましたが、あれほど気にかけていた芸能界の仕事も、閑古鳥が鳴いていました。かつて所属したプロダクションはホームページもなくなり、ゆくえしれずのように消えていました。年賀状は三分の一以下になり、新聞を開くとテレビ欄にある昔の仲間と自分の間に、遠い距離を感じました。

二〇〇二年に大学院に入学したころは、スキャンダルの色をどこかに残したいような役ばかりの仕事がきて、マスコミも執拗なまでに「今度は東京大学で名を売りたい石井苗子」と見出しをつけた取材などが続きました。それから三年たち、すべての芸能活動からそっぽを向かれたころになって、あれほどカムバックにあせっていた気持ちは、落ち着きを取り戻していました。

もう、死のうとは思いません。これが大きな、自分の変化だったと思います。身辺から芸能界の匂いすら漂わなくなってきたころ、元のプロダクションを辞めていった女性社員が、再就職先で一生懸命に私の仕事の契約を取り付けてくれつづけ、不思議なことに、最近になってまったく新しいイメージの役が回ってきたりします。

精神カウンセラー修業と博士論文執筆

博士課程の二年目に入るとき、ダリ教授から研修先として心療内科を紹介され、本書の冒頭にあるようなカウンセラー修業を始めました。

そして二〇〇七年の三月、私は東京大学の博士課程を修了し、四月から医学部の客員研究員になりました。

現在は、博士論文を書いている最中です。ほとんどの博士課程の学生は在籍中の三年間で審査に合格して博士号を取得して卒業します。さすがに東大生は優秀だと、頭が下がる思いです。とくに、今の東大大学院の博士論文は、英語で先に論文を書き、それがどこかのサイエンス雑誌に掲載されないと、日本語の博士論文を提出する権利がありません。

私は、研究させてもらえるフィールドが決まらず、苦戦した三年間を取り戻すべく、ようやく方向性が定まりそうです。博士課程を修了してから三年以内に論文を書くことが、同級生と同じ称号がもらえる条件となっています。これからまた格闘です。

五〇歳を過ぎ、カウンセラーの資格を取り、ショウロンポー先生と出会い、今ひとつの区切りと同時に、人生最後の仕事が待っている、その扉の入り口に立たされているような気持ちでいます。

新しい挑戦

現在の私は、女優業と講演会で生計を立てています。女優という職業は、いつまでも続けていけるものではなさそうです。誤解があってはいけません。もちろん、死ぬまで女優でいらっしゃる方は芸能界には何人もいますが、それぞれ相当な精神力の持ち主だと思います。女として容色が衰えずにいることが第一とされる職業にあって、これほど辛い仕事が他にあるだろうかと思います。

私の顔は、以前よりずっと分別のある顔になりましたが、どこからどう角度を変えて眺めても、どんなに優秀なカメラマンが撮影しても、若くありません。ドラマという市場を観察すれば、そこには若い女優が溢れています。テレビドラマのヒロインとして今からデビューするチャンスは、私の年齢ではまったくないということです。

先日、私のことをぜんぜん知らない銀座のホステスさんから「若いころはさぞお綺麗だったんでしょうね」と言われ、愕然としました。銀座の方ですから、褒め言葉のつもりだったのでしょうが、時間の残酷さを思い知らされました。地球上で平等なものは、ふたつしかありません。「時間」と「万有引力」です。

このふたつとも、なんと残酷なものでしょう。わき目もふらずに学問に没頭しているうちに、やりたかった役は、悲しくもすべて過ぎ去った過去にしかチャンスがなかったことを、このホステスさんの言葉が証明しているように思えました。

また、私は、キャスターとよくいわれますが、過去にキャスターをやったことがあるだけで、それを肩書きといえるのだろうかと思っています。キャスターは、現役でニュースの司会やコメントをやっておられる方の肩書きです。キャスターは女優と違って、現役でいなければ、仕事をしているとはいえないのです。

私が生計を立てている講演会では、ストレスコントロールや健康維持に関するテーマをたくさんいただきます。あなたの考える「健康な人」とは、どういう人ですか。と、会場に集まられた方々に、最初によくお聞きします。こんな問いかけから始めて、医療について易しく伝える「ヘルスコミュニケーター」としての活動をしています。ちょっとですが、講演会で話していることを書いてみます。

新たな健康観の誕生

その昔、「健康な人」とは病気にかかっていない人、もしくは病気を治した人というイメージでした。どちらかといえば、「どこも悪いところがない人が健康」という消去法的な見方だったわけです。しかし、そういう健康観はもはや時代遅れなものになりつつあります。

最近は、生活習慣病をできるだけ予防して、高齢化社会でもできるだけ健やかな老後を送ろうとする動きがあります。とはいえ、中高年ともなれば、身体のどこかに問題（病気）を抱えている人も多い。そういう人たちは、ハイテク体重計などを利用して、体脂肪率や内臓脂肪率など健康関連の基礎データを正確に把握したうえで、自分が抱える病気をうまくコントロールしようとも考えているのです。

二〇二〇年には四人に一人が六五歳以上になる——最近、そういう予測データが取りざたされています。

人々の健康観は、かつての「病気にかかっていない人」や「病気が治った人」という次元から、「病気にかからない人」、あるいは「病気をうまくコントロールする人」というより高い次元へと、さらに進歩しようとしています。それが日本の高齢化社会における新たな健康観といえるでしょう。

そういったものを広く社会に提示していくのが、予防保健学という学問で、私が大学院の博士課程で専攻したジャンルでした。

とはいえ、実際は、ほとんどの人が、頭で考えると良いことでもなかなか実行できないでいる。それが「予防」というものです。

「明日から始めよう」「まだ元気だから大丈夫」と言って、健康診断に行かない人が多いのも現状です。

「予防」は実は、大変な積極性を必要とするのです。

誰もが心を病みうる時代に

そんな観点でみれば、目に見えないストレスの予防はもっと大変です。身体年齢や内臓脂肪率のように、ストレスは数字として表せるものではありません。ストレスによって体調を崩した人たちを受け入れる「社会的インフラ」も、まだ未整備な状態です。

ストレスを抱えて苦しんでいる。そういう人たちに対する社会の認識「社会のまなざし」も、まだまだ未熟なものだと感じています。日本は、各種のストレスによって体調を崩した際、「風邪」と同じような気軽さで訪れることができ、薬を処方してもらえる医療機関、メンタルクリニックなどの受け皿がまだ整っていない社会です。

私自身、ストレスコントロールという言葉を大学院修士の一年生のときに初めて知り、「もっと早く知っていれば……」と思ったものです。また、心療内科のショウロンポー先生の診療を目の当たりにすることで間接的に、プロフェッショナルの温かい庇護の下で、適切な治療をうけることの大切さを学びました。

それまでの我流のストレス対応の拙さを、後悔したこともあります。大変恥ずかしながら、私の今までのトライ&エラー事例を、ここまで読んでくださった方には反面教師にしていただければ幸いです。
私の場合は、苦しみや苛立ちを深酒で紛らわせようとして、かえって不眠をひどくし、心身ともに不安定な状態から抜け出せませんでした。さらに、「元気になれるなら死んでもいい」という強い気持ちが空回りして、聖路加看護大学時代は、心と身体をいたずらに傷めつけていたこともわかりました。

私が学んだストレスコントロールは、簡単に言えば次の三つのメカニズムに分かれています。

①自分のストレスが何から起こっているかを知っていますか？（原因の把握）
②どうすれば、それが解決できるかを知っていますか？（対処方法の把握）
③今やっている対処方法に満足感がありますか？（価値観の把握）

もちろん、学問的にはもっと長い研究論文がありますが、簡単に言うと、この三つを把握する能力がバランスよく存在しているかどうかで、個人のストレスコントロールを測ることができる。これだけなのです。いかにも当たり前のことのように聞こえますが、大半の人が、①②③のそれぞれを把握できているようで、実は不十分なことが多いものです。ましで、三つのバランスがとれていることは滅多にありません。①②③のバランスがまったく取れていないのに、自分はストレスを調節できていると錯覚している場合は、逆に多く見られます。私自身がそうだったことを思い出します。

①のストレスの原因については、「かつて芸能界で築き上げたことが全部一度に失われてしまったこと」「自分が誰からも必要とされていないこと」「自分を認めてもらう場がないこと」と、書き始めたらキリがないほどいくらでもあげることができました。しかし、②と③については、やみくもにアドバイスを求めて業界関係者を回り、かえって傷を深くするというバランスの悪さでした。

ショウロンポー先生のもとで、心療内科の研修をすることが私を元気にしてくれたのは、おそらくこの①②③のバランスが取れてきたころからだろうと思います。

苦しい現実から自力で一歩踏み出すことが、私に数多くの人との出会いをもたらし、それによって有形無形に救われたのです。②と③が、①の多さに追いついてきたといえます。

時間をかけてゆっくりでしたが、私はこの三つのバランスを今、自分の中でとっている ような気がします。ただ、欲を言えば、専門家のアドバイスが欲しかった、薬も処方して もらい、もっと早く楽になっていたかったと思います。

仕事や家庭に悩みを抱えていれば、人は誰かに助けを求めたいものです。ところが、風邪や外傷などの目に見える病気と違い、心の悩みはそれがどのくらいの深刻さなのかを知ることは難しい。自分自身はもちろん、他人ならわからないで当たり前です。そんなとき、カウンセラーや心療内科医といったプロフェッショナルのアドバイスや治療を受けることは、心の苦しみの正体がわかる大きな助けとなるでしょう。

最近はパニック障害などについては、本屋さんに行けば山のように専門書が置いてあり、独学で治せると主張する方もいらっしゃいますが、やはり、体調不調が続き、苦しみが長く続いているようであれば、まずその状態を自分なりに把握し、それから精神科や心療内科などで専門医の診察をうけ、相談をしてから薬を服用しつつ、生活習慣を改めてみることが、治るための近道だと思います。

ストレス起因の身体の変調や病気だと気づいたときには、それがもっとも基本的な対処法なのです。間違っても、自分だけの判断で適当に薬を飲まないことです。これが最も危険なことです。

現在、私が研修させていただいている心療内科も含め、日本ではまだまだメンタルヘルスを担う専門クリニックの数は圧倒的に不足しています。カウンセラーに国家資格がないことはもとより、ストレス社会に暮らしながら、企業のストレス対策は未整備状態に近いと言っても過言ではないでしょう。私のいる心療内科には一日五〇人近い患者さんが訪れますと述べましたが、実際、予約は二か月先までいっぱいなのです。

「サービス残業」大国かもしれませんが、メンタルヘルスについては間違いなく立ち遅れています。健康な社会人の方々が、各種のストレスによって体調を崩した際、「心の風邪だから」と気軽に訪れることのできる医療機関として、メンタルクリニック同様、心療内科の環境作りの拡充が待たれます。ビジネスパーソンのうつ症候などが社会問題化しても、まだまだ日本社会は、心の病気に対する偏見の根強さがあると思われます。

私自身も今後は、日本全国規模で、「心の風邪」の予防に関するヘルスコミュニケーションを仕掛けられるぐらいの講演力を蓄えたいと望んでいます。

あとがき

私は現在、都内の心療内科でカウンセラーとして研修を続けています。

診療にいらっしゃる方々の「元のように元気になる方法、何かありませんか」のお気持ちは、過去の経験から、私もよく知っているつもりでおります。

以前の私は、朝になっても昨日とまったく同じ顔が鏡に映っていることに耐えられず、思わず鏡をたたき割りたい衝動に駆られることが、何度もありました。もちろん、自殺願望もありました。最近は、うつ症状を経験したタレントさんたちが、マスメディアで経験談を自ら語っていますが、その背景には、日本社会の自殺者が、交通事故死亡者を上回っている現象があると思われます。

二〇〇六年の自殺者データは約三万人と記録され、未遂者は三〇万人、自殺を考えたことがある人や願望を抱いて生きている人は三〇〇万人と推測されています。

交通事故死が減ったのは、シートベルトなど、事故防止の機能性を高めたことが貢献したと思いますし、その他にも、社会全体が税金を使って交通事故を予防してきたことが大きいと思います。同様に、自殺の予防を社会全体のシステムとして作っていかなければならないと考えています。

しかし、どんな理由で自殺者が多くなっても、その現象から自分のまなざしを背けないでいることは、辛いことかもしれません。誰しもが、自殺の話を日常の話題から避けがちだったかもしれません。なるべくなら考えたくない問題だったのでしょう。

自殺は「精神的に弱い人がすること」という考えも根強く残っています。誰だって辛いことがある。そこを歯を食いしばって、我慢して乗り切るのが美徳とされるからです。多くの人は、自殺してしまう人には、同情よりもむしろ「かかわり合いを持ちたくない。なるべく側に寄りたくない」という気持ちのほうが強いようです。治療や予防をして、自殺願望を少なくしていこうとは、社会全体がなかなか思ってはくれません。

二〇〇七年現在、私の通っている心療内科も含め、メンタル専門クリニックの数はまだ少なく、カウンセラーに国家資格もありません。こうしたことも、おそらく日本人の心の病に対する心構えが、未熟だからだと思います。

心に苦しいことがあるとき、人は助けを求めたいものです。しかし、風邪や炎症、打撲といったように、目に見えるもの、判断しやすいものと違って、心が苦しいという現象は、それがどのくらいのレベルなのか、何の種類の病なのか、自分自身も、まして他の人には判断できないものです。

火傷の治療ひとつとっても、昔と今とでは、治療方法がまったく反対な例もあるぐらいですから、心の病についても、「昔の常識」のような考えで、安易なアドバイスをしてはいけないことに、もっと多くの人が気づくべきではないでしょうか。

どこかが苦しい、でも自分ではよくわからない。あるいは、はたから見ていてもどこか苦しそうな人がいると感じたときに、守秘義務があるところで話ができ、専門的な薬を処方するために、臨床心理師やカウンセラー、医師がいる環境を作っていくことが、今後の日本に必要だと思います。

私は聖路加看護大学で、日野原重明先生の「生き方上手」の教えに基づき、人間は死ぬまで尊厳を失わずに生きることができることを習いました。私たちは常によりよい死とは何かを考えながら生きる、それしかできないのですという教えを忘れないでいます。

聖路加看護大学卒業後、私は入学許可をいただけた東京大学大学院で、日本人全体の生活習慣病に対する予防を考える研究計画書の草案を作る修業を積まさせていただきました。日本ではまだ存在が認められていませんが「ヘルスコミュニケーター」という職業があります。専門的条件は「医学に関する難しい情報を簡単にわかりやすく、スピーディーに面白く、そして専門的に正確に伝えることができる専門家」だと教わりました。

私はヘルスコミュニケーターとして、今後は働いていくことになると使命を感じております。自分が具体的に何をしたらよいのか、その門が開かれたとき、私は、元の元気を取り戻したと言える。そう信じています。

二〇〇七年七月

石井苗子

[著者]
石井苗子（いしい・みつこ）
女優・精神カウンセラー。高校卒業後、単身渡米。ルーテル教会牧師宅に住み込み、ボランティア活動をしながらワシントン州立大学で学ぶ。帰国後、上智大学に編入、卒業後、日米漁業交渉の同時通訳として働く。1988年「ＣＢＳドキュメント」初代女性キャスターとしてマスコミデビュー、90年には映画「あげまん」に出演し女優デビュー。97年、聖路加看護大学に学士入学し看護学を専攻、看護師・保健師の資格取得。2002年に同大学を卒業後、東京大学大学院に進学し、2007年、医学系研究科健康科学　生物統計学疫学・予防保健学分野で博士課程を修了後、東京大学医学部客員研究員に就任。現在、東京都内の心療内科でカウンセラーの研修中。

「元気」をこの手に取り戻すまで――心療内科で学んだこと

2007年8月23日　第1刷発行

著　者――石井苗子
発行所――ダイヤモンド社
〒150-8409　東京都渋谷区神宮前6-12-17
http://www.diamond.co.jp/
電話／03･5778･7234（編集）　03･5778･7240（販売）
装丁――――守先 正
写真――――清水博孝
製作進行――ダイヤモンド・グラフィック社
印刷――――八光印刷（本文）・共栄メディア（カバー）
製本――――ブックアート
編集担当――佐藤和子

ISBN 978-4-478-96101-8